糖尿病を予防・改善

おいしくつくれる!
100kcalメニュー

監修　本田佳子（管理栄養士）

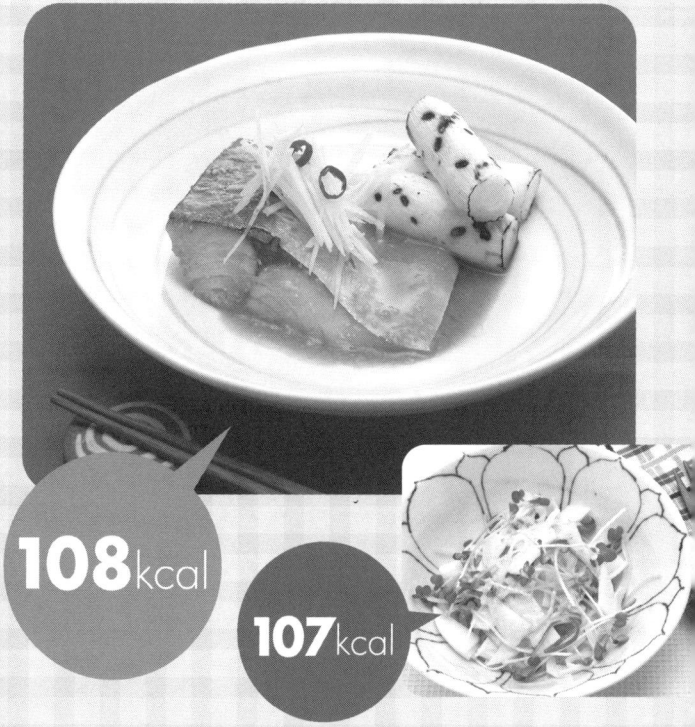

108kcal

107kcal

血糖値をらくらくコントロール

同文書院

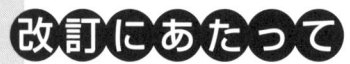
改訂にあたって

　食事療法は、糖尿病の基礎治療です。日常の生活で必要な栄養を摂るだけでなく、血糖・血清脂質・血圧の良好な状態を維持し、合併症の発症・進展の予防、運動療法や薬物療法の安全な実施をサポートする役割をもつものです。食事療法の原則は摂取エネルギー量のコントロールにありますが、加えて、食後の急激な血糖上昇を是正することの重要性も指摘されています。食後の血糖上昇は、糖質、たんぱく質、脂質のうち、糖質が大きく影響します。しかし、だからといって極端な糖質摂取の制限は、心臓や大血管の障害や死亡率の上昇を引き起こすことなどから、治療法としての安全性が懸念されています。このようなことから、「糖質の適正量を摂取する」という食事療法の重要性が見直されています。

　本書の改訂にあたり、料理の栄養素成分について、既刊では「炭水化物」と表記していたものを、血糖上昇に影響のある「糖質」と、血糖上昇を抑制する「食物繊維」に分けて表記しました。これにより、適正なネルギー量摂取のみならず、糖質の適正量の摂取による今日の糖尿病の食事療法に対応することができました。さらに、糖尿病の合併症の発症・進展の阻止を目指して食事療法で留意する栄養素成分も分かるようにしました。

　本書の活用により、豊かな食生活とともに糖尿病療養が叶うものと考えます。

2013 年 10 月　　**監修　本田佳子**

はじめに

　糖尿病であることを診断されると、病気を「受け入れられない」あるいは「否定する」という複雑な心境になります。さらに、治療に欠くことのできない食事療法を行うにあたって、「なに」を「どのくらいの量」、「どんなふうに食べたらよいのか」と、困惑される方が多いようです。

　日本糖尿病学会では、食事療法を実践するための手助けになるようにと、『食品交換表』を刊行しています。食品交換表を活用することで、適正なエネルギー量と栄養のバランスのとれた食事の献立が手軽にできるようになります。

　しかし食品を選んで、料理を考え、食事療法を実践するのは、食品交換表を十分に理解していても、なかなか難しいのが実情です。

　このようなことから、健康を維持するうえでもすすめたい食事内容や食べ方（食事療法）を、「主食」「主菜」「副菜」の料理を数種類組み合わせることで、簡単にできるようにと、この本を作成しました。

　本書の活用により、食事療法をイメージし、また、食事療法を楽しみながら実践し、多くの患者さんやそのご家族が、糖尿病療養とともに快適な日常生活を送られることを強く願うものであります。

2005年4月　　**監修　本田佳子**

もくじ

改訂にあたって･････････････････････････････ 2
はじめに･･･････････････････････････････････ 3
もくじ･････････････････････････････････････ 4
この本の使い方･････････････････････････････ 6
糖尿病はこんな病気･････････････････････････ 8

- ●主菜（魚・肉）････････････････････17
  - あじのカレー揚げ･･････････････････18
  - いわしの梅じそ揚げ････････････････20
  - さばのみそ煮･･････････････････････22
  - かじきとねぎの炒め物･･････････････24
  - さけの照り焼き････････････････････26
  - まだいのちり蒸し･･････････････････28
  - えびのチリソース･･････････････････30
  - いかの黄身焼き････････････････････32
  - かきのしぐれ煮････････････････････34
  - 牛肉とピーマンの炒め物････････････36
  - ハンバーグ････････････････････････38
  - 豚薄切り肉の野菜巻き･･････････････40
  - ぎょうざ･･････････････････････････42
  - 鶏手羽先のやわらか煮･･････････････44
  - 鶏肉の三杯酢･･････････････････････46
  - 鶏肉の信田巻き････････････････････48
  - レバーと小松菜炒め････････････････50
    - きゅうりの塩もみ／
      - もやしのゆずこしょう ･･････････52
- ●主菜（卵・豆腐）････････････････････53
  - にらたま ･･････････････････････････54
  - 茶わん蒸し････････････････････････56
  - 卵とトマトの炒め物････････････････58
  - あんかけ豆腐･･････････････････････60
    - 中華風かきたまスープ／
      - はくさいのゆず漬け ････････････62

- ●副菜・・・・・・・・・・・・・・・・・・・・・・・・・・・63
  - 白あえ・・・・・・・・・・・・・・・・・・・・・・・・64
  - 生揚げとこんにゃくの煮物・・・・・・・・66
  - 油揚げと小松菜の煮びたし・・・・・・・・68
  - かぼちゃとブロッコリーの煮物・・・・・・・70
  - かぼちゃのサラダ・・・・・・・・・・・・・・・72
  - ほうれんそうとハムのごまあえ・・・・・・74
  - 青菜とさつま揚げのサッと煮・・・・・・・・76
  - いんげんのごまあえ・・・・・・・・・・・・・・78
  - 菜の花のからしあえ・・・・・・・・・・・・・80
  - シーフードサラダ・・・・・・・・・・・・・・・82
  - 麻婆なす・・・・・・・・・・・・・・・・・・・・・84
  - キャベツの明太子炒め・・・・・・・・・・・・86
  - だいこんとかにかまぼこのサラダ・・・・88
  - 切り干しだいこんのサラダ・・・・・・・・・90
  - 季節の野菜煮・・・・・・・・・・・・・・・・・92
  - きんぴらごぼう・・・・・・・・・・・・・・・・・94
  - 肉じゃが・・・・・・・・・・・・・・・・・・・・・96
  - ポテトコロッケ・・・・・・・・・・・・・・・・・98
  - マセドニアサラダ・・・・・・・・・・・・・・・100
  - きのこのオイスターソース炒め・・・・・・102
  - 焼きえのきのおろしあえ・・・・・・・・・・104
  - ひじきの田舎煮・・・・・・・・・・・・・・・・106
  - もずくのとろろあえ・・・・・・・・・・・・・・108
  - きゅうりのロシア漬け／
    こんにゃくのピリ辛炒め・・・・・・・・110

付録・食材別栄養成分・・・・・・・・・・・・・・・・・・111
糖尿病の食事療法とは・・・・・・・・・・・・・・・・・129
調味料などに含まれるエネルギー量・食塩量一覧・・・138
標準体重・適正エネルギー量の求め方・・・・・・140
さくいん・・・・・・・・・・・・・・・・・・・・・・・・・・・141

この本の使い方

　食事療法でいちばん大変なのは、栄養バランスを考えて献立を組み立てることと、エネルギー量（キロカロリー）の計算をしなくてはならないことです。食事は、毎日しかも3回のことですから、「できるだけらくに済ませたい」と考えるのは当然のことです。そこで、みなさんが少しでも簡単に食事療法を続けられるよう、本書では以下の点にこだわりました。

● 各メニュー（とくに主菜）のエネルギー量が100kcal前後（最大でも120kcal）ですので、計算が簡単です。

> 主食……ごはん1膳
> 主菜……1品
> 副菜……2品
> このように「組み合わせ例」を参考に組み立てれば、栄養バランスもよい、おおよそ500kcalの献立になります。よって、朝・昼・晩の3食で1500〜1600kcalになります。

適正エネルギー量が、1500〜1600kcalよりも少ない・多い場合は、主食の量で調整します。

● 各メニューごとのエネルギー量、糖質、脂質、コレステロ

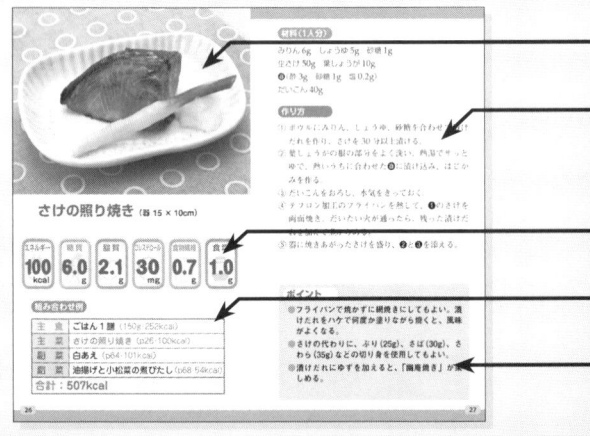

ール、食物繊維、食塩相当量がひと目でわかるようになっています（1日に、糖質：エネルギー量の 50 〜 60％、脂質：エネルギー量の 20 〜 25％、コレステロール：300mg 以下、食物繊維：100kcal につき 1g、食塩相当量：6g 未満を目標とします）。

● 1日に必要な適正エネルギー量は、140 ページの説明を参考に、標準（適正）体重、身体活動レベルなどを加味して算出し、摂取の目安としてください。病気治療中の方（とくに合併症をおもちの方）は、必ず、医師の指示に基づいたエネルギー量を摂ってください。

【レシピについて】
・栄養量の数値は、「日本食品標準成分表2010」を参考に算出しています。
・材料は、可食部（骨や殻などを除いた、食べられる部分）の分量で示しています。
・調味料はすべて g で表示しましたが、目安を138、139ページに記しましたので参考にしてください。
・材料の部分に、「油」とだけ記載されているときは、植物油であれば何でもかまいません。また、「だし汁」もお好みの和風だしを使用してください。とくに指示がなく「しょうゆ」とあるものは、濃口しょうゆのことです。

■ 写真の下に器の大きさを記載しました。盛りつける際に、1人分がどのくらいの量になるのかの目安にしてください

■ 材料はすべて1人分の分量です。調理時間についても1人分の時間ですが、3〜4人分でもそれほど変わりません。これを目安とし、火力、調理器具などによって加減してください

■ エネルギー量、糖質、脂質、コレステロール、食物繊維、食塩相当量は、すべて1人分の数値です

■ 栄養バランスのよい組み合わせ例をご紹介しました。参考にしてください

■ 食事療法をよりきちんと行いたい方へのアドバイスや、変更できる食材のヒントなどをご紹介しています

糖尿病はこんな病気

■糖代謝とインスリン■

　糖尿病は簡単にいえば、血液中のブドウ糖が増え過ぎてしまう病気です。私たちは生命を維持するためのエネルギーを食べ物のなかから得ています。このうち炭水化物（糖質）、脂質、たんぱく質を3大栄養素といいますが、なかでも、おもなエネルギー源となるのが、ごはんやパンに多く含まれる炭水化物です。炭水化物は体内で消化酵素によりブドウ糖やマルトースに分解され、吸収されます。

　ブドウ糖はエネルギー源として利用されるわけですが、余ったブドウ糖は肝臓内にグリコーゲンや中性脂肪として蓄えられます。血液中のブドウ糖が消費されて不足すると、グリコーゲンが分解され、再びブドウ糖となって供給されるしくみになっています。このようなしくみを「糖代謝」といいます。

　血液中のブドウ糖を「血糖」といい、その濃度を「血糖値」といいます。通常、健康な人であれば、血糖値の変動は一定の範囲内におさまるようになっています。このとき、血糖の利用を調節する働きをしているのがインスリン、グルカゴンなどです。インスリンは血糖値を下げるホルモンで、膵臓で作り出されます。インスリンの分泌低下やインスリン抵抗性などでインスリンの作用が不足するとブドウ糖を有効に利用できなくなり、血糖値が異常に高くなります。これを「高

血糖」といい、この状態が続くのが「糖尿病」です。

インスリンの作用が不足している状態は、なかなか元に戻すことはできません。治療によって一時的に血糖値が下がったとしても、治療を続け、生活を正していなければ、血糖値はすぐに高くなってしまいます。したがって、血糖を正常に保つためには、継続してコントロールしていく必要があるのです。

ここがポイント

- 血液中のブドウ糖が増え過ぎて、血糖値が異常に高くなるのが糖尿病
- 糖尿病はインスリンの作用不足によって起こる

自覚症状に乏しい糖尿病

糖尿病の自覚症状としては、次のようなものが挙げられます。

① のどが異常に渇いて、水をたくさん飲む
② 尿の量が増え(多尿)、回数も多くなる(頻尿)
③ 食欲が異常に強くなる
④ 普通に食べているのにやせてくる
⑤ 疲労感や倦怠感が強い

やっかいなことに、糖尿病の初期の段階では自覚症状がほとんどあらわれないのが一般的です。そのため、自覚症状があらわれた時点では、すでに血糖値がかなり高い状態が続いていると考えられます。大切なことは、自覚症状があらわれる前に定期検査などで事前に異常を察知し、治療をはじめることです。

■糖尿病の合併症■

　高血糖状態が長く続くと全身の血管に障害が生じ、糖尿病特有の合併症が起こってきます。代表的なものに細小血管の障害が原因の糖尿病網膜症、糖尿病腎症、糖尿病神経障害があり、これを3大合併症といいます。また、近年、冠動脈疾患、脳血管障害などの大血管症の発症が増加しています。合併症は発症すると治療が難しく、気づいたときには取り返しのつかない状態になってしまっていることも少なくありません。

① 糖尿病網膜症

　現在、わが国における成人の失明原因の第1位が糖尿病網膜症によるもので、その数は、毎年約4,000人にものぼります。網膜はカメラでいうとフィルムに当たります。網膜には眼球に栄養や酸素を運ぶための細小血管が集まっていますが、高血糖の状態が長く続くと血管が詰まったり、出血したりします。初期の段階では自覚症状はありませんが、進行すると視力が落ち、物がゆがんで見えたり、目の前にひも状の物や点が見えたりといった症状があらわれます。最終的には網膜剥離（はくり）や緑内障を起こし、失明する危険性が高い、非常にこわい合併症です。

② 糖尿病腎症

　腎臓では毛細血管が集まってできた糸球体がフィルターのような役割を果たしていて、血液中の老廃物を濾過（ろか）し、尿として排出しています。ところが、高血糖状態が長く続くとその機能が低下し、糖尿病腎症を起

こします。初期の段階では自覚症状に乏しく、尿検査でたんぱくが時々出る程度です。しかし、そのまま進行すると尿に大量のたんぱくが出るようになり、からだがむくむなどの症状があらわれてきます。また、糸球体の働きが悪くなると老廃物を尿として出すことができなくなり（尿毒症）、最終的に腎不全を起こします。そうなってしまうと、人工透析や腎臓移植などの治療を行わなければなりません。

③ 糖尿病神経障害

　高血糖状態が続くと末梢神経の働きが鈍り、足の指先のしびれや痛みなどの症状となってあらわれてきます。また、自律神経障害が起こり、立ちくらみや下痢・便秘、吐き気、額や顔に汗をかきやすいといった症状がみられるようになります。

④ そのほかの合併症

動脈硬化：高血糖は細小血管だけでなく太い血管にも悪い影響を及ぼし、動脈硬化の原因にもなります。動脈硬化とは、動脈が硬くてもろくなったり、詰まりやすくなったりすることです。老化現象のひとつでだれにでも起こり得るものですが、糖尿病の人ではより起こりやすく、進行も早くなります。動脈硬化が進むと脳や心臓の血管が詰まったり、破れたりして、脳梗塞や心筋梗塞、狭心症などを起こす危険性が高くなります。

足の壊疽：糖尿病では足の病気にも注意が必要です。神経障害が進行すると、足の感覚がまひして痛みを感じにくくなります。そのため、けがややけどを起こしやすくなり、そこから細菌感染などが生じます。また、

動脈硬化が進むと血流が悪くなり、傷の治りも遅くなります。最悪の場合、足の組織の一部が死んでしまい（壊死）、足を切断しなければならなくなってしまいます。けがなどをしないように注意し、つねに足を清潔に保つフットケアが必要です。

ここがポイント

- 糖尿病は合併症がこわい
- 糖尿病網膜症、糖尿病腎症、糖尿病神経障害が3大合併症

糖尿病の種類とおもな原因

糖尿病は次の4種類に分けることができます。

① **1型糖尿病**：膵臓のインスリンを作り出す細胞（β細胞）が破壊されてしまい、インスリンがほとんど分泌されないために起こる。

② **2型糖尿病**：インスリンは分泌されているが、量が不足していたり、作用不足が原因で起こる。

③ **特定の機序（しくみ）・疾患によるもの**：ほかの病気が原因で起こる二次性糖尿病（遺伝子異常を含む）。

④ **妊娠糖尿病**：妊娠中に発見される糖代謝異常。

現在、日本には、糖尿病が強く疑われる人が約890万人おり、糖尿病の可能性が否定できない人は1,320万人と推定されています（平成19年　厚生労働省）。糖尿病の種類でいうと、日本人に圧倒的に多いのが2型糖尿病で、全体の約90％を占めています。

糖尿病は遺伝的な要素の強い病気です。"親が糖尿

病だから必ず子どもも糖尿病になる"というわけではありませんが、「糖尿病になりやすい体質」は遺伝すると考えられています。もともと糖尿病になりやすい体質の人に、肥満、食べ過ぎ、運動不足、ストレスなどの好ましくない生活習慣が加わることで、糖尿病を発症する危険性が高くなります。

とくに、肥満は糖尿病の大敵です。肥満になって脂肪細胞が増加するとインスリンの働きが悪くなり、血糖値が上昇します。そうすると、血糖値を下げるために膵臓からさらに多くのインスリンが分泌されます。このような状態が続くと膵臓自体が疲れてしまい、やがて十分な機能を果たすことができなくなってしまいます。また、肥満には「内臓脂肪型肥満」と「皮下脂肪型肥満」がありますが、こわいのは「内臓脂肪型肥満」です。最近の研究で、内臓脂肪ではインスリンの働きを妨げるさまざまな物質が作られていることがわかってきました。

ここがポイント

- 遺伝によくない生活習慣が加わると、糖尿病を発症する危険性が高まる
- 肥満は糖尿病の大敵

糖尿病の診断基準

糖尿病が疑われる場合、確実に診断するためには血糖値の測定が必要です。

血糖値は、1日のうちでも食前と食後で、また、ス

トレスのある・なしなどによって絶えず変化します。通常、朝食前の血糖値は、健康な人の場合で60〜109mg/dL（1Lの血液中にブドウ糖1g弱）ほどです。糖尿病の診断のための血糖検査では、空腹時血糖値、ブドウ糖負荷試験2時間値、随時血糖値の3つが用いられます。このうちブドウ糖負荷試験とは、朝の空腹時にまず採血し、次に75gのブドウ糖を飲んで一定時間ごとに何度か採血し、血糖値の上がり方を詳しく調べるという検査です。

日本糖尿病学会では、これらの診断結果を「糖尿病型」「境界型」「正常型」の3つに分類しています。検査の結果、①空腹時血糖値が126mg/dL以上、②ブドウ糖負荷試験で2時間値が200mg/dL以上、③随時血糖値が200mg/dL以上、④HbA1c（NGSP）6.5％以上のうち、血糖値とHbA1cともに糖尿病型の場合が「糖尿病」ということになります。「境界型」の人たちは、今のままの生活を続けていれば「糖尿病」に移行する可能性が高い、いわゆる「糖尿病予備軍」の人たちです。しかし、この段階で食事や運動などの生活習慣改善に努めれば、糖尿病の発症を予防できます。

■糖尿病の治療法■

糖尿病の治療は、合併症の発症・進行を予防するために血糖値をできるだけ正常な状態に戻し、それを維持するために行うものであるため、血糖コントロールが基本となります。糖尿病の治療法には、食事療法、運動療法、薬物療法の3つがあります。なかで

も、食事療法による血糖コントロールは、ほかの治療法の効果にも影響を与える、もっとも基本的な治療法です。とくに日本人に多い2型糖尿病の場合、7割以上の人が食事療法だけで症状が改善できるといわれています。また、食事は生活そのものに深くかかわっており、その人のライフスタイルによっても大きく左右されます。したがって、糖尿病の予防や血糖コントロールのためには、悪い生活習慣を改め、根気よくしっかりと自己管理することが重要です。

① 食事療法

食事療法といっても、単に食事を制限すればいいということではなく、適正なエネルギー量(キロカロリー)と栄養バランスのよい食事をとることが必要です。1日に必要な適正エネルギー量というのは、年齢や性別、身長、体重、1日の活動量などによって異なります。そこで、まずBMI(肥満指数)によって自分の標準(適正)体重を計算し、そこから適正エネルギー量を算出します。BMIは「体重(kg)÷身長(m)の2乗」で求められ、この指数が22のときの数値を標準体重としています。BMIが25以上だと肥満となり、食事療法ではBMIを24以下にすることを目標とします。140ページに標準体重と適正エネルギー量の求め方の例を示しますので、参考にしてください。

② 運動療法

運動不足による肥満は、糖尿病の大きなきっかけとなります。食事療法でエネルギー量をコントロールするとともに、運動療法によって余分なエネルギー量を

消費していけば、肥満が解消されて糖尿病の改善につながります。運動をすることで筋肉の量が増えると、血液中のブドウ糖が筋肉の活動に使われるようになるため基礎代謝が上がります。その結果、インスリンの働きがよくなり、血糖値が下がります。

運動は、無理なく毎日続けることができるものであれば、どんなものでもかまいません。時と場所を選ばず、道具も必要ないウォーキングは最適です。1日1～2回、20～30分くらいのウォーキングからはじめてみましょう。ただし、ただダラダラ歩くのではなく、背筋を伸ばして正しいフォームを保ち、やや速歩きくらいで行うのがよいでしょう。ほかにも、ジョギングや水泳、サイクリングなど、酸素を十分に使いながら行う有酸素運動は運動療法に適しています。

③ **薬物療法**

食事療法と運動療法を行っても改善しない場合、これに追加して薬物療法を行います。薬物療法には、飲み薬を用いる内服療法とインスリンを注射するインスリン療法があります。糖尿病の種類や病状（合併症の有無）などによって、治療が進められます。

ここがポイント

- 糖尿病の治療法には食事療法、運動療法、薬物療法の3つがある
- 食事療法がすべての治療の基本

主菜（魚・肉）

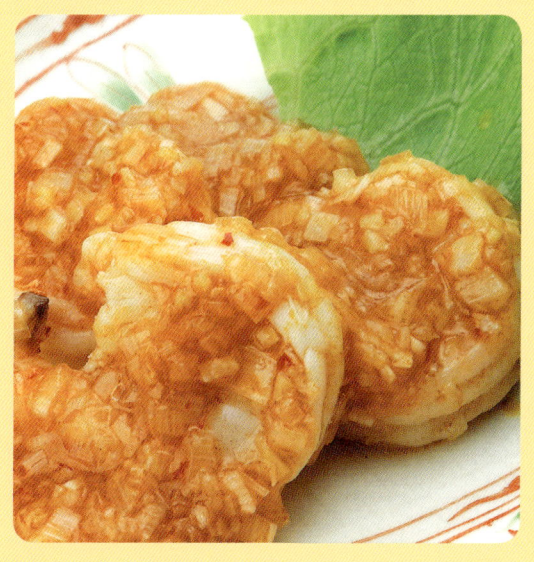

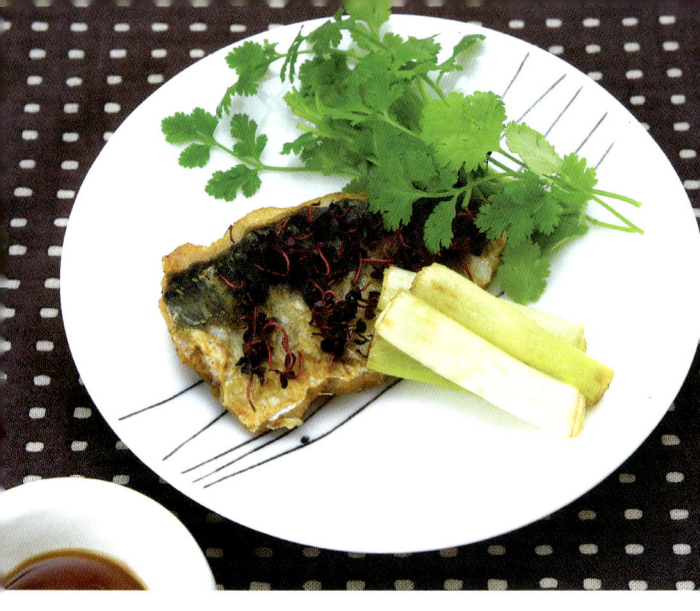

あじのカレー揚げ （器 直径 16cm）

エネルギー	糖質	脂質	コレステロール	食物繊維	食塩
120 kcal	3.7 g	6.6 g	32 mg	1.1 g	0.9 g

組み合わせ例

主　食	ごはん1膳 （150g・252kcal）
主　菜	あじのカレー揚げ （p18・120kcal）
副　菜	キャベツの明太子炒め （p86・38kcal）
副　菜	かぼちゃとブロッコリーの煮物 （p70・102kcal）
合計：512kcal	

材料(1人分)

あじ40g　塩0.3g　こしょう少々　ねぎ30g　香菜5g
むら芽(赤じその若い芽、赤芽ともいう)少々
小麦粉2g　カレー粉1g　揚げ油適量(摂取量5g)
赤唐がらし少々　しょうゆ3g　酒3g

作り方

① あじは頭とワタ、ゼイゴを取り除いて3枚におろし、塩、こしょうをふっておく。ねぎは5cm長さに切る。
② 香菜をちぎり、むら芽とともに水で洗い、ザルにあげて水気をきっておく。
③ 小麦粉とカレー粉を合わせて❶のあじの表面につけ、中温に熱した揚げ油でカラッと揚げる。続いてねぎも素揚げする。それぞれ油をきっておく。
④ ボウルに小口切りにした赤唐がらしとしょうゆ、酒を合わせてよく混ぜ、たれを作る。
⑤ 皿に❸を盛りつけ、上から❷を散らし、小皿に入れた❹のたれをつけていただく。

ポイント

- 卵とパン粉をつけてフライにすると、エネルギー量が100kcal高くなるので注意する。
- 魚が同じ分量でも、小さい切り身にしてしまうと表面積が増え、油を吸収する量が多くなるのでエネルギー量も多くなる。
- あじの代わりにさば(25g)を用いてもよい。

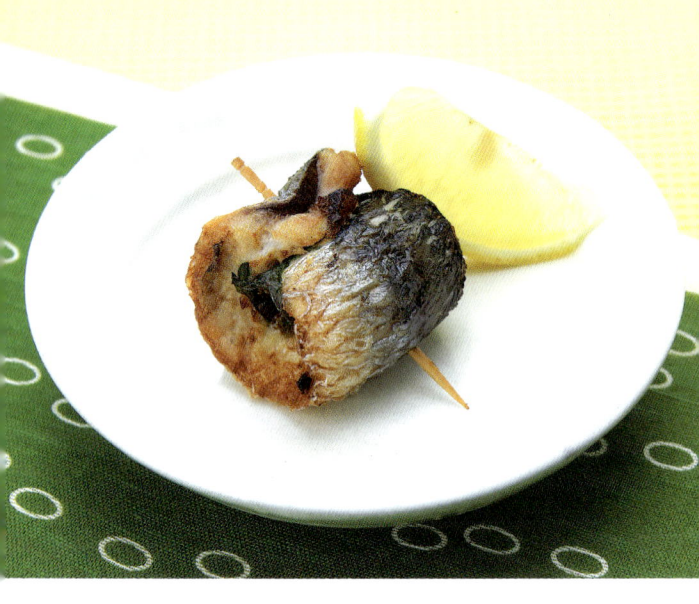

いわしの梅じそ揚げ（器 直径 12cm）

エネルギー	糖質	脂質	コレステロール	食物繊維	食塩
114 kcal	2.4 g	8.3 g	20 mg	0.5 g	1.2 g

組み合わせ例

主食	ごはん1膳（150g・252kcal）
主菜	いわしの梅じそ揚げ（p20・114kcal）
副菜	焼きえのきのおろしあえ（p104・47kcal）
副菜	菜の花のからしあえ（p80・46kcal）
合計：459kcal	

材料（1人分）

いわし 30g　酒少々　梅干し（果肉）5g
青じそ 1g　小麦粉 2g
揚げ油適量（摂取量 4g）　レモン 5g

作り方

① いわしは頭とワタを取り除いて3枚におろし、酒をふっておく。
② 梅干しの果肉をほぐし、包丁で細かくたたいてペースト状にする。
③ ❶のいわしの水気をふき、内側に❷を塗って青じそをのせる。小麦粉を両面にまぶし、頭側からクルクルと巻き、巻き終わりを楊枝などでとめる。
④ ❸を中温の油で揚げ、くし型に切ったレモンを添えていただく。

ポイント

- いわしの代わりに、あじ（55g）、きす（70g）、さわら（35g）などを使用してもよい。
- 揚げずに、薄く油を敷いたフライパンでカリッと焼いてもよい。
- レモンの代わりに、ぽん酢やだいこんおろしと一緒に食べてもおいしい。

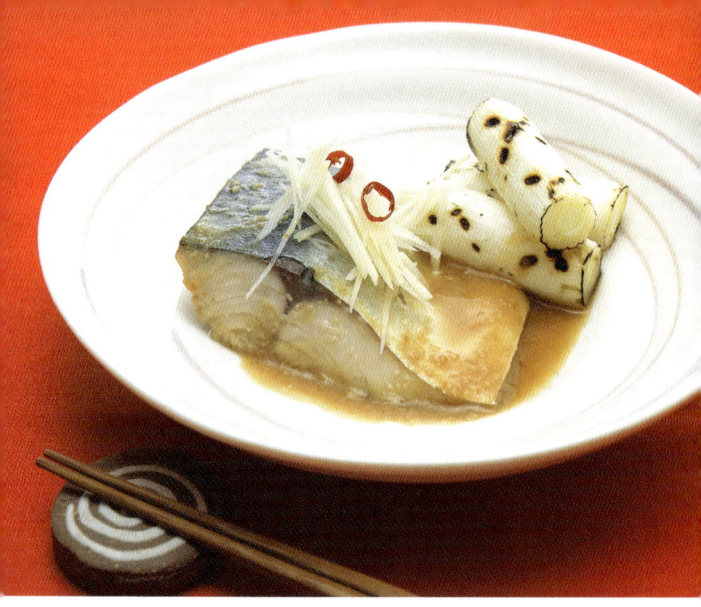

さばのみそ煮 （器 直径16cm）

エネルギー	糖質	脂質	コレステロール	食物繊維	食塩
108 kcal	5.5 g	5.2 g	26 mg	0.7 g	0.9 g

組み合わせ例

主　食	ごはん1膳 （150g・252kcal）
主　菜	さばのみそ煮 （p22・108kcal）
副　菜	だいこんとかにかまぼこのサラダ （p88・107kcal）
副　菜	もずくのとろろあえ(p108・22kcal)＋もやしのゆずこしょう(p52・17kcal)
合計：506kcal	

材料（1人分）

さば 40g　しょうが 2g　水 30g　みそ 6g　砂糖 2g
みりん 1g　赤唐がらし少々
ねぎ 20g

作り方

① さばの皮目に浅く切れ目を入れる。
② しょうがは皮と身に分け、身は針しょうがにする。
③ 平なべに水、みそ、砂糖、みりん、種を取って小口切りにした赤唐がらしを入れて火にかけ、煮立ったら❷のしょうがの皮を入れる。❶のさばを皮目を上にして入れ、落しぶたをして弱火で煮込む。
④ ねぎは4cm長さに切り、焼き網で軽く焦げ目がつく程度に焼く。
⑤ 器に❸のさばを盛りつけて煮汁をかけ、❷の針しょうがを飾り、輪切りにした赤唐がらしをのせ、❹を添える。

ポイント

- こんにゃくやしらたきなどの低エネルギー食品を加えて煮ると、満腹感が得られやすくなる。
- さばの代わりに、さんま（25g）、まぐろ（60g）などを使ってもよい。
- しょうがは薄切りにしたり、おろして使用してもよい。
- ねぎは焼かずに、一緒に煮込んでもおいしい。

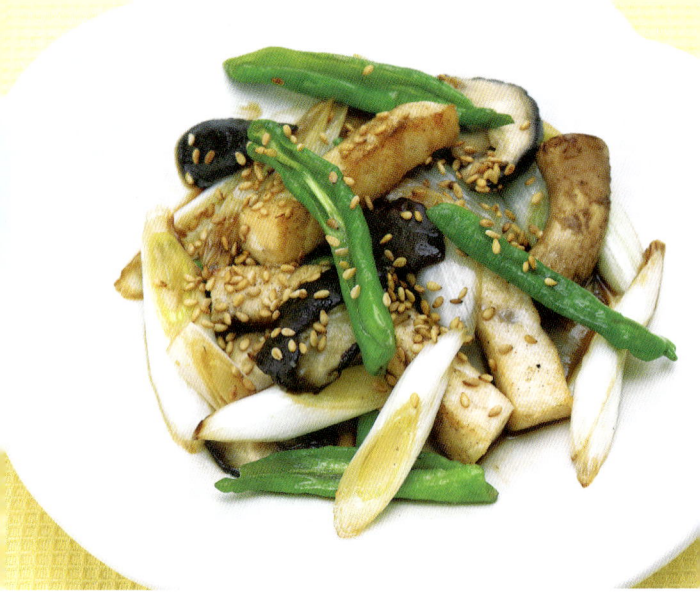

かじきとねぎの炒め物 (器 直径19cm)

エネルギー	糖質	脂質	コレステロール	食物繊維	食塩
114 kcal	4.2 g	4.5 g	19 mg	2.8 g	1.8 g

組み合わせ例

主 食	ごはん1膳 (150g・252kcal)
主 菜	かじきとねぎの炒め物 (p24・114kcal)
副 菜	ポテトコロッケ (p98・120kcal)
副 菜	きゅうりの塩もみ (p52・7kcal)
合計：493kcal	

材料（1人分）

かじき 40g　塩 0.3g　こしょう少々　ねぎ 40g
しいたけ 30g　ししとう 20g　油 3g　酒 5g
しょうゆ 10g　中華スープの素 1g
白いりごま 1g

作り方

① かじきは拍子木切りにし、塩、こしょうをふっておく。
② ねぎは斜め切りにする。しいたけは石づきを取って軸とかさに分け、軸は縦半分に切り、かさはそぎ切りにする。
③ ししとうはヘタを取って縦半分に切り、種を除く。
④ 油を熱し、❶のかじき、❷のねぎ、しいたけ、❸のししとうの順に入れて炒め、酒、しょうゆ、中華スープの素で味つけをする。
⑤ ❹を彩りよく器に盛り、白いりごまをふりかける。

ポイント

- かじきの代わりに、かき（60g）、えび（50g）や豚赤身肉（35g）、鶏むね肉（40g）、植物性の材料として生揚げ（30g）などの材料を使用してもよい。
- ねぎが苦手な場合は、セロリやチンゲンサイを利用するとよい。
- カレー粉を加えて、エスニック風に仕上げてもおいしい。

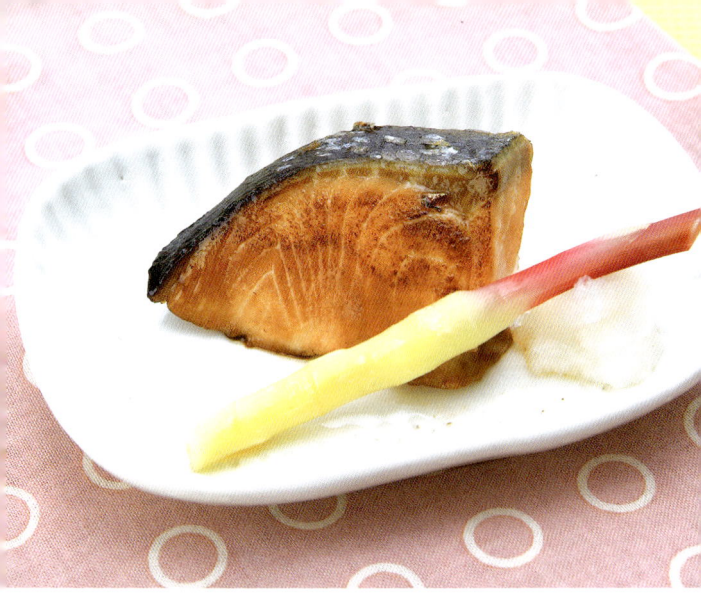

さけの照り焼き（器 15×10cm）

エネルギー	糖質	脂質	コレステロール	食物繊維	食塩
100 kcal	6.0 g	2.1 g	30 mg	0.7 g	1.0 g

組み合わせ例

主食	ごはん1膳（150g・252kcal）
主菜	さけの照り焼き（p26・100kcal）
副菜	白あえ（p64・101kcal）
副菜	油揚げと小松菜の煮びたし（p68・54kcal）
合計：507kcal	

材料（1人分）

みりん 6g　しょうゆ 5g　砂糖 1g
生さけ 50g　葉しょうが 10g
ⓐ（酢 3g　砂糖 1g　塩 0.2g）
だいこん 40g

作り方

① ボウルにみりん、しょうゆ、砂糖を合わせて漬けだれを作り、さけを30分以上漬ける。
② 葉しょうがの根の部分をよく洗い、熱湯でサッとゆで、熱いうちに合わせたⓐに漬け込み、はじかみを作る。
③ だいこんをおろし、水気をきっておく。
④ テフロン加工のフライパンを熱して、❶のさけの両面を焼き、だいたい火が通ったら、残った漬けだれを加えて煮からめる。
⑤ 器に焼きあがったさけを盛り、❷と❸を添える。

ポイント

- フライパンで焼かずに網焼きにしてもよい。その場合、漬けだれをハケで何度か塗りながら焼くと、風味がよくなる。
- さけの代わりに、ぶり（25g）、さば（30g）、さわら（35g）などの切り身を使用してもよい。
- 漬けだれにゆずを加えると、「幽庵焼き」が楽しめる。

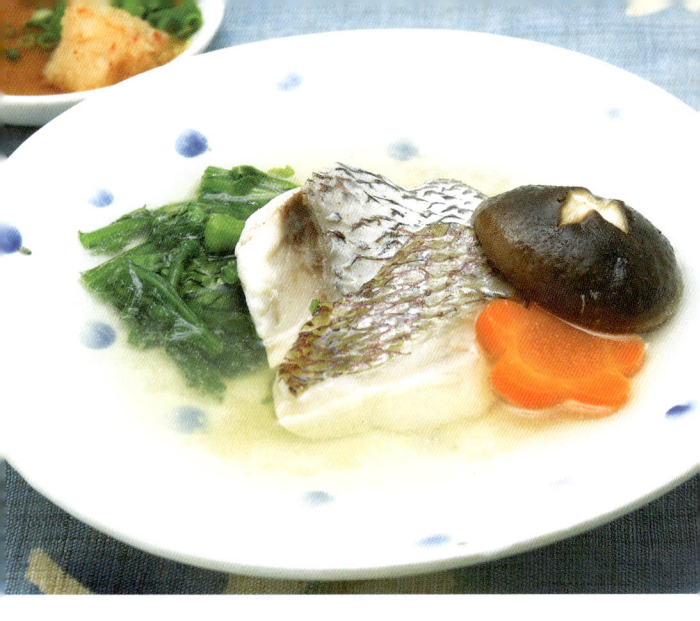

まだいのちり蒸し（器 直径17cm）

エネルギー	糖質	脂質	コレステロール	食物繊維	食塩
113 kcal	2.7 g	3.7 g	39 mg	1.8 g	2.1 g

組み合わせ例

主　食	ごはん1膳（150g・252kcal）
主　菜	まだいのちり蒸し（p28・113kcal）
副　菜	かぼちゃのサラダ（p72・114kcal）
副　菜	菜の花のからしあえ（p80・46kcal）
合計：525kcal	

材料（1人分）

まだい（または白身魚）60g　塩 0.3g　しいたけ 20g
にんじん 5g　春菊 15g　あさつき適量
だいこん 30g　赤唐がらし少々
ⓐ（しょうゆ 4g　だし汁 10g）　酢 2g　ゆず汁（すだち、かぼす）2g
ⓑ（だし汁 100g　塩 1g　酒 5g）

作り方

① まだいに塩をふって 15 分ほどおき、水分をふきとる。
② しいたけは軸を取り、かさに包丁で飾りを入れる。にんじんは花形に切り、春菊は 3cm 長さに切る。
③ あさつきは小口切りにする。だいこんに赤唐がらしを刺しておろし、もみじおろしにする。
④ 小なべにⓐを合わせてひと煮立ちさせ、冷めたら酢とゆず汁を加えてポン酢を作る。
⑤ 器に❶、❷を盛り、合わせたⓑを注ぎ入れる。蒸気の上がった蒸し器に器ごと入れて 5 分ほど蒸す。小皿に❹と❸の薬味を入れ、つけながらいただく。

ポイント

- まだいの代わりに、あこうだい (90g)、ひらめ (65g) など、白身の魚なら何でも使用できる。
- 春菊の代わりに、菜の花、せり、みず菜など、季節の青菜を使用するとよい。

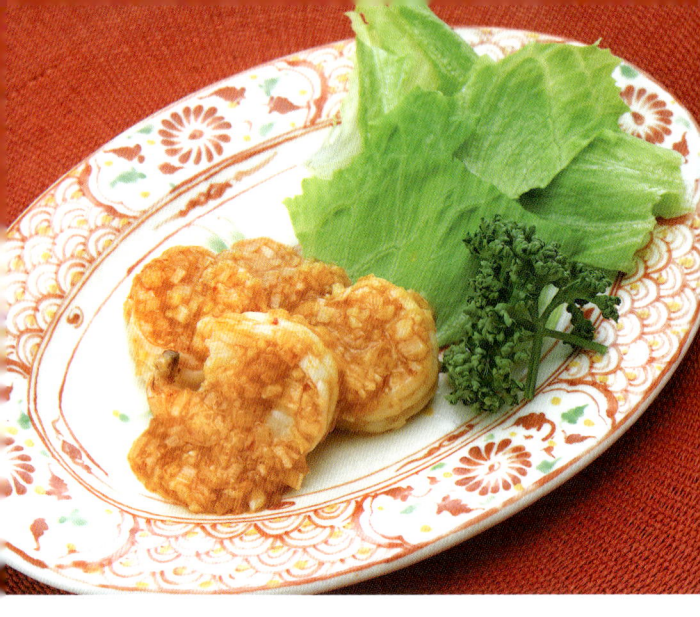

えびのチリソース （器 22×15cm）

エネルギー	糖質	脂質	コレステロール	食物繊維	食塩
113 kcal	8.6 g	3.3 g	81 mg	1.1 g	1.0 g

組み合わせ例

主 食	ごはん1膳 （150g・252kcal）
主 菜	えびのチリソース （p30・113kcal）
副 菜	油揚げと小松菜の煮びたし （p68・54kcal）
副 菜	切り干しだいこんのサラダ （p90・81kcal）
合計：500kcal	

材料（1人分）

えび 50g　酒 2g　塩 0.2g　にんにく 2g
しょうが 5g　ねぎ 25g　油 2g　トウバンジャン 1g
ⓐ（しょうゆ 2g　酒 3g　酢 3g
ケチャップ 2g　水 10g）　片栗粉 4g
ごま油 1g　レタス 15g　パセリ 2g

作り方

① えびは殻をむいて背ワタを取り、沸騰させた湯の中に酒と塩を加えてサッとゆでる。
② にんにく、しょうが、ねぎを、それぞれみじん切りにする。
③ フライパンに油、❷のにんにく、しょうが、トウバンジャンを入れて炒める。
④ ❸に❶のえびを加えて軽く炒めてから、合わせておいたⓐを入れる。煮立ったら水溶き片栗粉（片栗粉の分量の2倍の水で溶く）を回し入れて、とろみをつけ、ごま油をたらし❷のねぎを加え混ぜる。
⑤ 器にレタスを敷いて❹を盛り、パセリを添える。

ポイント

- えびをゆでずに、卵白と片栗粉をつけて一度揚げると、本格的な「えびのチリソース」になるが、エネルギー量は約50kcal多くなるので注意する。
- えびの代わりに、いか（50g）、白身魚（60g）などを利用できる。また、植物性食材として豆腐（60g）を用いてもよい。

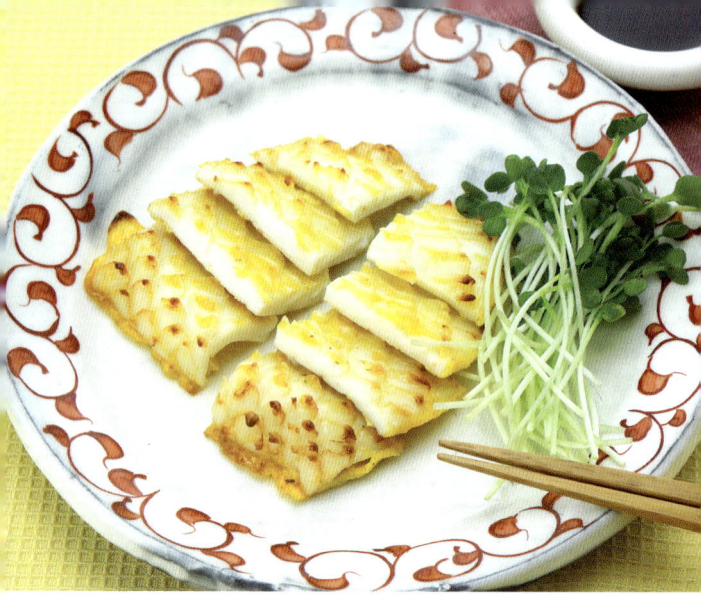

いかの黄身焼き （器 直径18cm）

エネルギー	糖質	脂質	コレステロール	食物繊維	食塩
106 kcal	0.8 g	3.3 g	314 mg	0.2 g	1.9 g

組み合わせ例

主　食	ごはん1膳（150g・252kcal）
主　菜	いかの黄身焼き（p32・106kcal）
副　菜	マセドニアサラダ（p100・98kcal）
副　菜	季節の野菜煮（p92・102kcal）
合計：558kcal	

材料(1人分)

いか 80g　塩 0.5g　卵黄 7g　酒 3g
かいわれだいこん 8g　しょうゆ 5g

作り方

① いかは皮をはいで身の表面に包丁で鹿の子に切れ目を入れ、分量の半分量の塩をふる。
② 卵黄と酒、残りの塩を合わせておく。
③ 熱した焼き網で❶のいかを焼き、表面に❷を塗って、さらに焼く。
④ ❸を短冊に切って器に盛り、根を切り落としたかいわれだいこんを添える。小皿にしょうゆを注ぎ、つけながらいただく。

ポイント

- コレステロールが気になる人は、卵黄の代わりに練り梅を使用すると、コレステロール量を約100mg減らすことができる。
- 卵黄の代わりに、練りうにを使用すると風味がよくなる。
- いかの代わりに、白身魚(90g)、鶏のささ身(65g)、はんぺん(70g)なども利用できる。

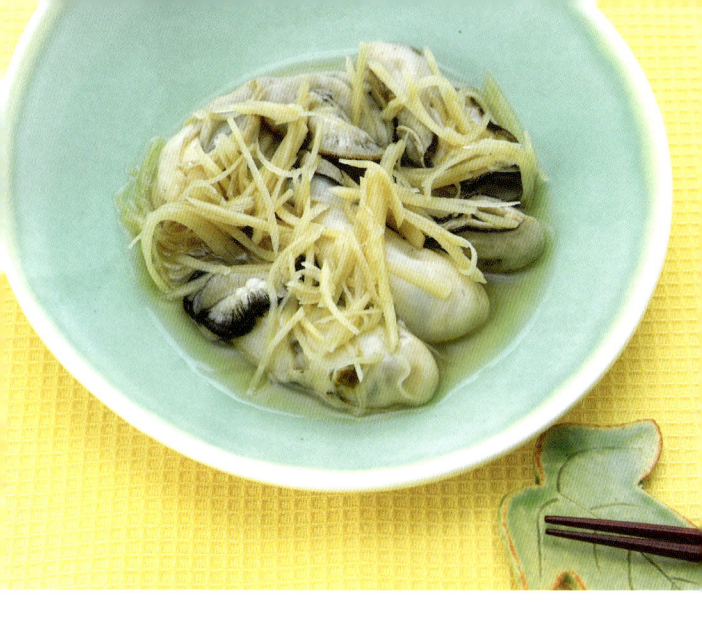

かきのしぐれ煮 （器 直径15cm）

エネルギー	糖質	脂質	コレステロール	食物繊維	食塩
98 kcal	11.6 g	1.5 g	51 mg	0.5 g	3.2 g

組み合わせ例

主　食	ごはん1膳（150g・252kcal）
主　菜	かきのしぐれ煮（p34・98kcal）
副　菜	ポテトコロッケ（p98・120kcal）
副　菜	きんぴらごぼう（p94・69kcal）
合計：539kcal	

材料（1人分）

昆布（乾燥）1g　かき 100g
しょうが 10g
塩 0.2g　うすくちしょうゆ 10g
砂糖 3g　みりん 5g　酒 5g

作り方

① 水（分量外：50cc）に昆布を入れて湯を沸かし、だしを取る。
② かきを塩水で洗う。
③ しょうがはせん切りにする。
④ なべに❶のだし汁、塩、うすくちしょうゆ、砂糖、みりん、酒を入れてひと煮立ちさせ、❷のかき、❸のしょうがを入れてサッと煮る。
⑤ なべからかきを取り出し、❹の汁を煮つめる。とろりとしたら、取り出したかきを再びなべに戻し、煮しめる。

ポイント

- **かきは、糖尿病患者さんに不足しがちな亜鉛を多く含んでいる食品。**
- **エネルギーが少なく、多めの量（1食100g程度）を食べることができるので、食事療法にぜひ取り入れたい。**
- **「かきフライ」にする場合は、1人前2個程度にとどめるとよい。**

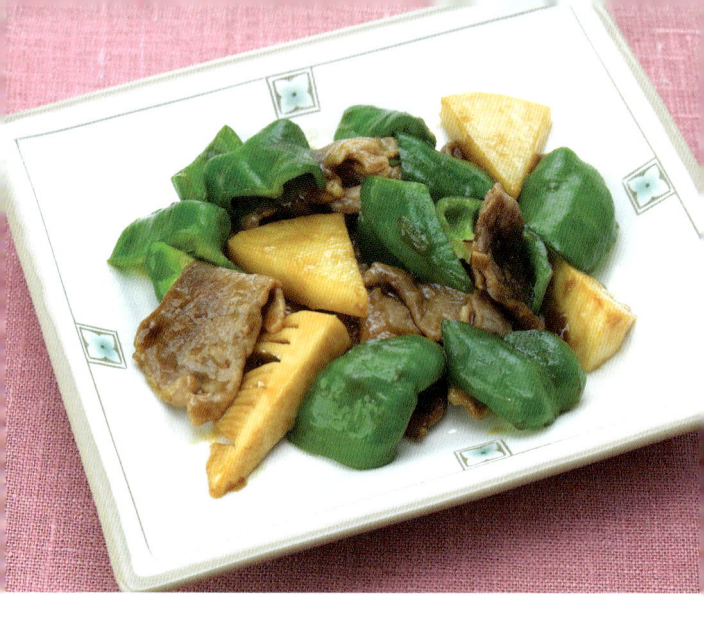

牛肉とピーマンの炒め物 （器 16×14cm）

エネルギー	糖質	脂質	コレステロール	食物繊維	食塩
120 kcal	4.9 g	6.3 g	20 mg	1.7 g	2.1 g

組み合わせ例

主食	ごはん1膳 （150g・252kcal）
主菜	牛肉とピーマンの炒め物 （p36・120kcal）
副菜	だいこんとかにかまぼこのサラダ （p88・107kcal）
副菜	生揚げとこんにゃくの煮物 （p66・56kcal）

合計：535kcal

材料（1人分）

牛もも赤身肉 30g　ⓐ（塩 0.3g　酒 2.5g）
ピーマン 40g　ゆでたけのこ 25g　油 2g
塩 0.3g　しょうゆ 10g　酒 2g　砂糖 1g
水 30g　片栗粉 1g　ごま油 1g

作り方

① 牛もも赤身肉はひと口大の薄切りにし、ⓐで下味をつける。
② ピーマンは縦半分に切り、種を取ってから乱切りにする。ゆでたけのこは根元をいちょう切りに、穂先をくし型に切る。
③ フライパンに油を熱し、❶の牛肉を炒める。表面の色が変わったら、❷を加えてさらに炒める。
④ 油が全体に回ったら、塩、しょうゆ、酒、砂糖で調味し、水で溶いた片栗粉を回し入れてとろみをつける。
⑤ 仕上がりに、なべ肌からごま油を注いで香りをつけ、全体に混ぜ合わせて仕上げる。

ポイント

- 牛肉の代わりに、豚赤身肉（40g）、鶏むね肉（50g）、肉厚のしいたけを用いてもよい。
- ピーマンとたけのこの割合を変えたり、ピーマンを赤、黄などにすると、歯ざわりが変わり、見た目も鮮やかになる。
- 炒め物は、できるだけ少ない油で調理すること。フライパンをよく熱してから炒めると、少量の油で上手に炒めることができる。

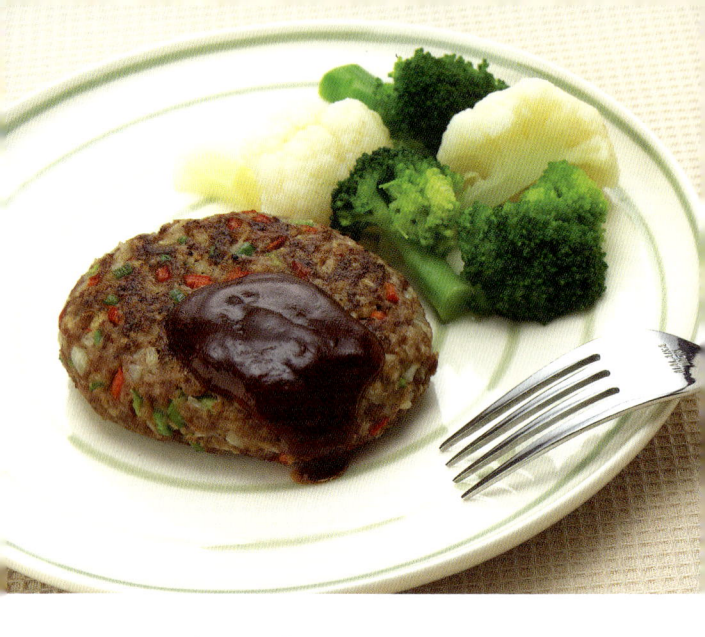

ハンバーグ （器 直径 19cm）

エネルギー	糖質	脂質	コレステロール	食物繊維	食塩
117 kcal	9.6 g	4.0 g	48 mg	0.8 g	1.2 g

※つけ合わせは除く

組み合わせ例

主 食	ごはん１膳（150g・252kcal）
主 菜	ハンバーグ（p38・117kcal）
副 菜	だいこんとかにかまぼこのサラダ（p88・107kcal）
副 菜	つけ合わせ（13kcal）＋きゅうりのロシア漬け（p110・12kcal）
合計：501kcal	

材料（1人分）

パン粉 5g　牛乳 5g　卵 5g　たまねぎ 15g
ピーマン 5g　パプリカ（赤）5g　牛もも赤身肉 40g
塩 0.5g　こしょう少々　ナツメグ少々　油 1g　ソース 5g
ケチャップ 10g　つけ合わせ（固形コンソメ 0.5g
カリフラワー 20g　ブロッコリー 20g）

作り方

① パン粉は牛乳に浸しておく。卵は溶きほぐす。たまねぎは粗みじん切りにし、ピーマン、パプリカ（赤）は種を取ってから 8mm の角切りにする。
② ボウルにみじん切りにした牛もも赤身肉を入れ、❶、塩、こしょう、ナツメグを加えて、手でこねるように混ぜ合わせる。
③ ❷を小判型に丸めて中央をくぼませ、フライパンに熱した油で焼く。軽く焦げ目がついたら弱火にして、両面を 5 分くらいずつ焼く。
④ ハンバーグを取り出したフライパンにソースとケチャップを合わせて煮立たせる。
⑤ なべに水（適量）と固形コンソメを入れて煮立たせ、小房に分けたカリフラワーとブロッコリーを煮る。
⑥ 器に❸、❺を盛りつけ、❹をかけていただく。

ポイント

- 牛肉は、できるだけ脂肪の少ない赤身肉を使用する。
- このハンバーグの大きさを見て、1 人前の量を覚えておくと、外食で食べるハンバーグのおおよそのエネルギー量がわかる。

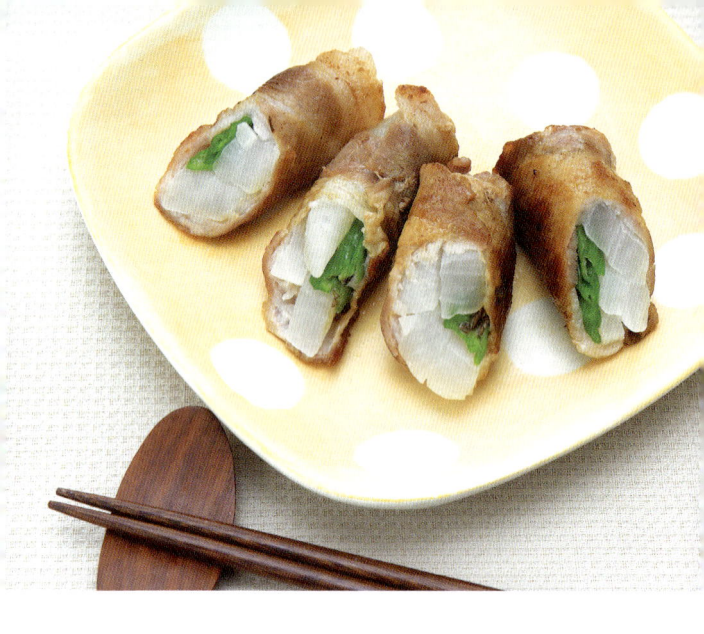

豚薄切り肉の野菜巻き (器 15×15cm)

エネルギー	糖質	脂質	コレステロール	食物繊維	食塩
111 kcal	5.1 g	3.4 g	31 mg	1.2 g	1.5 g

組み合わせ例

主　食	ごはん1膳	(150g・252kcal)
主　菜	豚薄切り肉の野菜巻き	(p40・111kcal)
副　菜	シーフードサラダ	(p82・112kcal)
副　菜	ひじきの田舎煮	(p106・55kcal)
合計：530kcal		

材料（1人分）

だいこん 40g　昆布（乾燥）0.5g　塩 0.4g
ししとう 10g　豚ロース薄切り肉 50g　塩 0.3g
小麦粉 1g　油 1g　砂糖 2g　酒 5g　しょうゆ 5g

作り方

① だいこんは拍子木切りにする。なべに水（適量）、昆布、塩を入れて沸騰させ、昆布を取り出してからだいこんを入れてゆでる。
② ししとうは軸を除き、楊枝で表面に数カ所穴をあける。
③ 豚ロース薄切り肉を広げて塩、小麦粉を薄くふり、❶と❷の野菜を芯にして端から巻く。
④ フライパンに油を熱し、❸の巻き終わりを下にして並べる。転がしながら中火で3〜4分間焼いて、焼き色をつける。
⑤ 砂糖、酒、しょうゆを加え、時々返しながら、汁気がなくなるまで火を通して味をからめる。

ポイント

- 盛りつけのときに、斜めに切ってなかの具が見える面積を多くするとボリューム感が出るので、見た目にも満足できる。
- だいこんを米のとぎ汁でゆで、よくアク抜きをしてから①のようにゆでると、一段と美しく仕上がる。
- 豚ロース薄切り肉の代わりに牛赤身肉（30g）、ゆば（30g）、油揚げ（20g）などを用いてもよい。

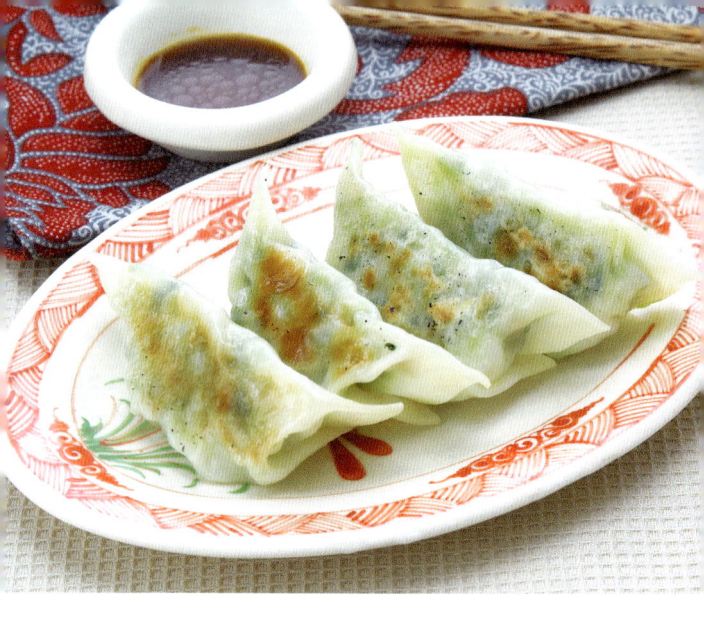

ぎょうざ（器 17×12cm）

エネルギー	糖質	脂質	コレステロール	食物繊維	食塩
110 kcal	18.7 g	2.0 g	10 mg	1.2 g	0.3 g

組み合わせ例

主　食	ごはん1膳（150g・252kcal）
主　菜	ぎょうざ（p42・110kcal）
副　菜	白あえ（p64・101kcal）
副　菜	キャベツの明太子炒め（p86・38kcal）
合計：501kcal	

材料（1人分）

キャベツ 15g　ねぎ 10g　にら 5g
にんにく 1g　豚もも赤身肉 15g　塩 0.3g
ぎょうざの皮 25g　油 1g
❶たれ（ラー油 0.5g　酢 3g　しょうゆ 3g）

作り方

① キャベツ、ねぎ、にらはそれぞれゆでてからみじん切りにし、水気が少し残る程度にふきんに包んで絞る。
② にんにくはすりおろす。
③ ボウルにみじん切りにした豚もも赤身肉、❶、❷、塩を入れて、手でよく混ぜ合わせる。
④ ぎょうざの皮に❸の具を等分してのせ、周囲に水（分量外）をつけて包む。
⑤ フライパンに油を熱して❹を並べ、水（分量外：適量）を回し入れてふたをし、蒸し焼きにする。水がなくなり、乾いた焼ける音がしてきたらできあがり。好みで❶のたれでいただく（たれ…17kcal）。

ポイント

● なかの具は、しいたけ、はくさい、たけのこなどの野菜に代えることができる。また、豚もも赤身肉をまぐろ水煮缶詰に代えてもおいしい。
● 同じ材料で、水ぎょうざにしてもよい。スープの具にマッシュルーム、にんじん、かぶなどを用いると、豪華な1品となる。
● 小麦粉を水で溶いた生地に同じ具材を混ぜ、お好み焼き風に焼いてもおいしい。

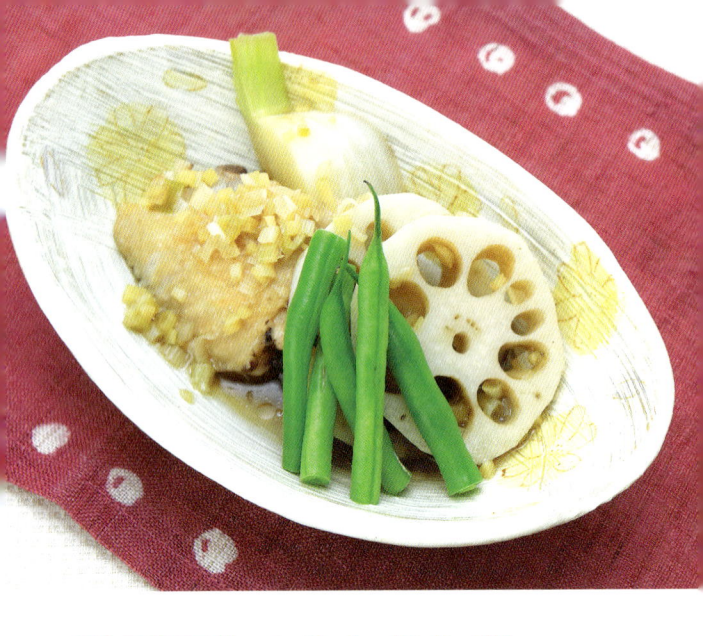

鶏手羽先のやわらか煮 (器 16×10cm)

エネルギー	糖質	脂質	コレステロール	食物繊維	食塩
111 kcal	7.3 g	4.2 g	42 mg	1.6 g	1.1 g

組み合わせ例

主 食	ごはん1膳 (150g・252kcal)
主 菜	鶏手羽先のやわらか煮 (p44・111kcal)
副 菜	ほうれんそうとハムのごまあえ (p74・52kcal)
副 菜	中華風かきたまスープ (p62・67kcal)
合計：482kcal	

材料（1人分）

かぶ 20g　れんこん 20g　さやいんげん 10g
ねぎ 20g　しょうが 10g　油 1g　鶏手羽肉 30g
だし汁 50cc（具が浸る程度の量）
しょうゆ 7g　砂糖 1g　みりん 1g　酒 3g

作り方

① かぶは葉を 1cm 残して切り落とし、食べやすい大きさに切る。葉の根元は楊枝などを使って汚れを落とす。
② れんこんは皮をむいて厚さ 1cm の輪切りにし、水にさらしておく。さやいんげんは筋を取り、3cm 長さに切り、熱湯でさっとゆでる。
③ ねぎ、しょうがをそれぞれみじん切りにする。
④ なべに油を熱し、鶏手羽肉を炒め、❸、だし汁、しょうゆ、砂糖、みりん、酒を加え、❶を入れて約 20 分煮る。
⑤ ❹に❷のれんこんを入れ 3 分ほど煮て、さらに下ゆでしたさやいんげんを加え、煮汁をからませる。

ポイント

- 手羽先やチョップなど骨つきの材料は、量の少なさを感じさせず、ボリューム感が出せるので、見た目でも満足できる。
- かぶの葉をゆで、熱いうちに煮汁に浸して添えると、料理の彩りになる。
- れんこんは、火を止める間際になべに入れて軽く煮ると、れんこん特有のシャキシャキ感が残っておいしい。

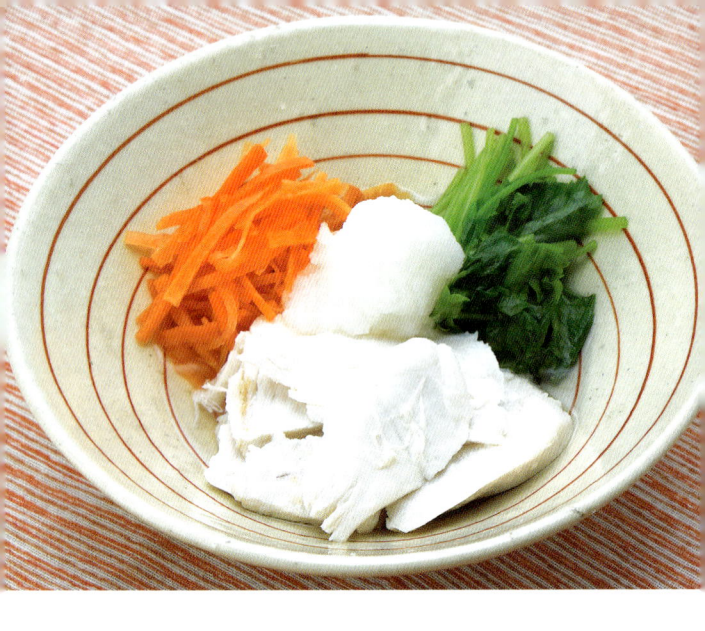

鶏肉の三杯酢 （器 直径 15cm）

エネルギー	糖質	脂質	コレステロール	食物繊維	食塩
87 kcal	4.6 g	1.0 g	35 mg	1.7 g	1.5 g

組み合わせ例

主　食	ごはん1膳（150g・252kcal）
主　菜	鶏肉の三杯酢（p46・87kcal）
副　菜	こんにゃくのピリ辛炒め（p110・48kcal）
副　菜	油揚げと小松菜の煮びたし（p68・54kcal）
合計：441kcal	

材料（1人分）

鶏むね肉（皮なし）50g　酒3g　にんじん20g
塩0.3g　みつば20g　だいこん60g
ⓐ（酢7g　砂糖1g　だし汁50g　塩1g）

作り方

① 鶏むね肉は酒をふり、蒸気の立った蒸し器に入れる。火が通ったらそぎ切りにする。
② にんじんはせん切りにして塩をふってもみ、水気を絞る。
③ みつばは3cm長さに切り、ザルに入れて熱湯をかける。だいこんはすりおろして水気を軽く絞る。
④ 器に❶の鶏肉、❷のにんじんを盛り、❸のみつばとだいこんを添え、混ぜ合わせたⓐをかける。

ポイント

- 新鮮な鶏むね肉（ささ身でもよい）を強火でサッと蒸すと、短時間でやわらかく仕上がる。
- 添える具は、わかめ、切り昆布、おかひじき、きゅうり、みつば、豆もやし、ブロッコリーなどでもよい。
- 三杯酢のだし汁は、昆布、かつおぶしでとると、風味が一段と増しておいしくなる。

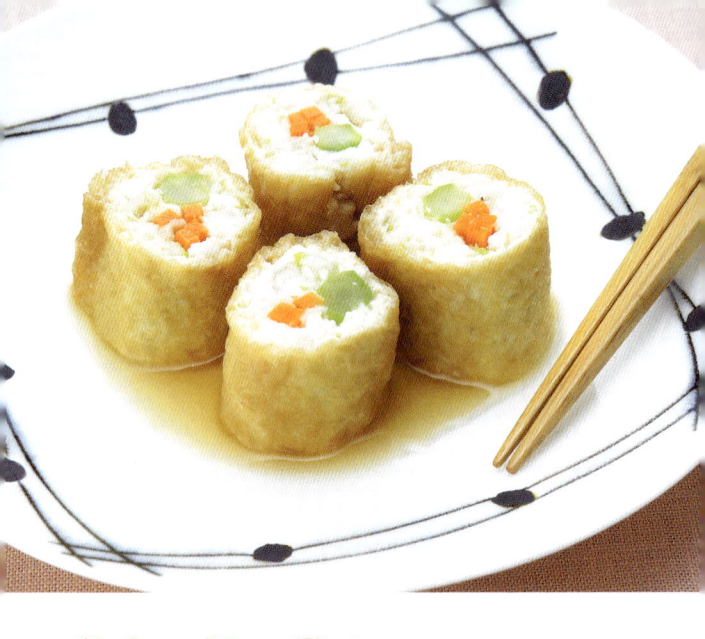

鶏肉の信田巻き （器 直径 16cm）

エネルギー	糖質	脂質	コレステロール	食物繊維	食塩
99 kcal	6.1 g	3.3 g	37 mg	0.7 g	1.4 g

組み合わせ例

主 食	ごはん1膳 （150g・252kcal）
主 菜	鶏肉の信田巻き （p48・99kcal）
副 菜	菜の花のからしあえ （p80・46kcal）
副 菜	マセドニアサラダ （p100・98kcal）
合計：495kcal	

材料（1人分）

油揚げ 5g　鶏もも肉（皮なし）40g　ねぎ 10g
しょうが 1g　片栗粉 2g　塩 0.3g　にんじん 7g
アスパラガス 10g　水 10g　しょうゆ 7g　砂糖 1g
みりん 3g　酒 3g

作り方

① 油揚げは熱湯をかけて油抜きし、長い1辺を残して3辺を細く切って開く。鶏肉はみじん切りにする。
② ねぎはみじん切りにし、しょうがはすりおろし、片栗粉、塩とともに❶の鶏肉と混ぜ合わせる。
③ にんじんは油揚げと同じ長さの拍子木切りにする。アスパラガスは、はかまを取る。
④ 巻きすに❶の油揚げを敷き、その上に❷を全体に塗り、❸のにんじんとアスパラガスを中心にして巻く。
⑤ なべに水、しょうゆ、砂糖、みりん、酒を入れて煮立たせ、❹を巻き終わりを下にして入れる。
⑥ 中火で煮て、なかまで火が通ったら4等分に切って器に盛り、煮汁をかける。

ポイント

● **油揚げの代わりに、ゆでたはくさいを用いるとエネルギー量を減らすことができる。湯葉を使用してもよい。**
● **なかの具には、いんげんやオクラ、みつば、とうもろこしなどを入れてもおいしい。**
● **洋風に仕上げたいときは、コンソメスープの素（2g）にカレー粉（少々）、ワイン（少々）、しょうゆ（少々）で煮る。**

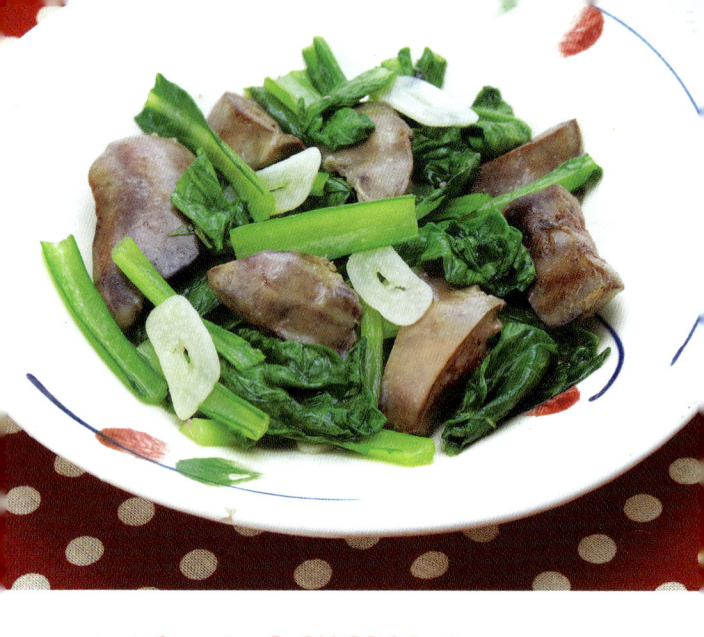

レバーと小松菜炒め （器 直径17cm）

エネルギー	糖質	脂質	コレステロール	食物繊維	食塩
95 kcal	4.5 g	3.6 g	149 mg	1.2 g	1.2 g

組み合わせ例

主　食	ごはん1膳（150g・252kcal）
主　菜	レバーと小松菜炒め（p50・95kcal）
副　菜	いんげんのごまあえ（p78・40kcal）
副　菜	ポテトコロッケ（p98・120kcal）
合計：507kcal	

材料（1人分）

鶏レバー 40g　牛乳 5g　小松菜 50g　にんにく 5g
油 2g　塩 0.3g　うすくちしょうゆ 5g　みりん 5g

作り方

① 鶏レバーは牛乳を加えた熱湯でサッとゆでて血抜きをし、水気をきって食べやすい大きさに切る。
② 小松菜は 4cm 長さに切る。にんにくは薄切りにする。
③ フライパンに油と❷のにんにくを入れて熱し、香りが出たら❶のレバーを加え炒める。半分くらい火が通ったら❷の小松菜を加えて軽く炒め、塩、うすくちしょうゆ、みりんで味つけをする。

ポイント

- 鶏レバーは、そぎ切りにすると火が通りやすくなる。また、ゆがくときに牛乳を加えないと独特の臭みが残ってしまうので注意する。
- 鶏レバーの代わりに、豚レバーや牛レバーでもよい。
- 小松菜は、チンゲンサイ、ピーマンの細切り、にら、キャベツなどに代えてもよい。
- うすくちしょうゆ、みりんの代わりに、オイスターソース（15g）を加えてもおいしい。

きゅうりの塩もみ

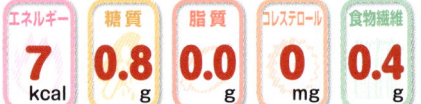

エネルギー	糖質	脂質	コレステロール	食物繊維	食塩
7 kcal	0.8 g	0.0 g	0 mg	0.4 g	0.5 g

材料(1人分)
きゅうり 40g　塩 0.5g　しそ(みょうが、しょうがなどでもよい)適宜

作り方
① きゅうりは薄い輪切りにし、塩をふる。
② しそ(みょうが、しょうがなど)はせん切りにする。
③ ❶のきゅうりがしんなりしてきたら水気を絞り、❷と合わせ、器に盛る。

もやしのゆずこしょう

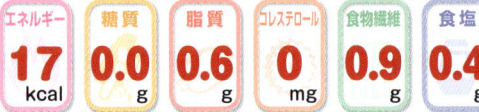

エネルギー	糖質	脂質	コレステロール	食物繊維	食塩
17 kcal	0.0 g	0.6 g	0 mg	0.9 g	0.4 g

材料(1人分)
豆もやし 40g　中華スープの素 1g　ゆずこしょう 1g

作り方
① 豆もやしを熱湯でサッとゆでる。
② 中華スープの素をお湯(分量外:30cc)で溶いて❶のもやしをあえ、ゆずこしょうで味をととのえる。

主菜（卵・豆腐）

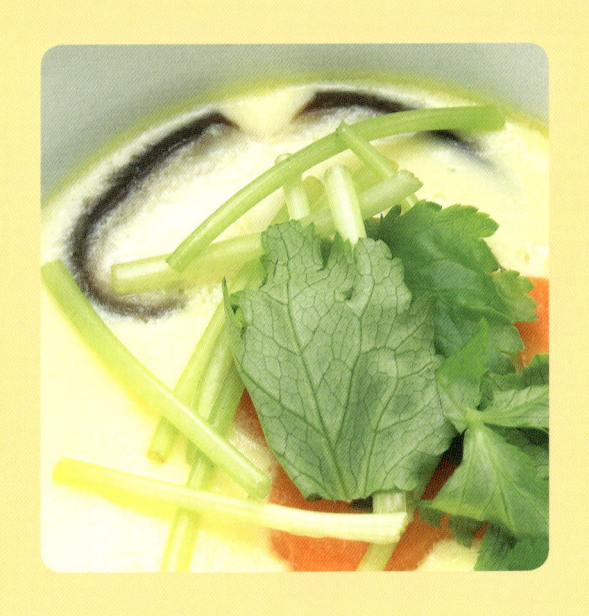

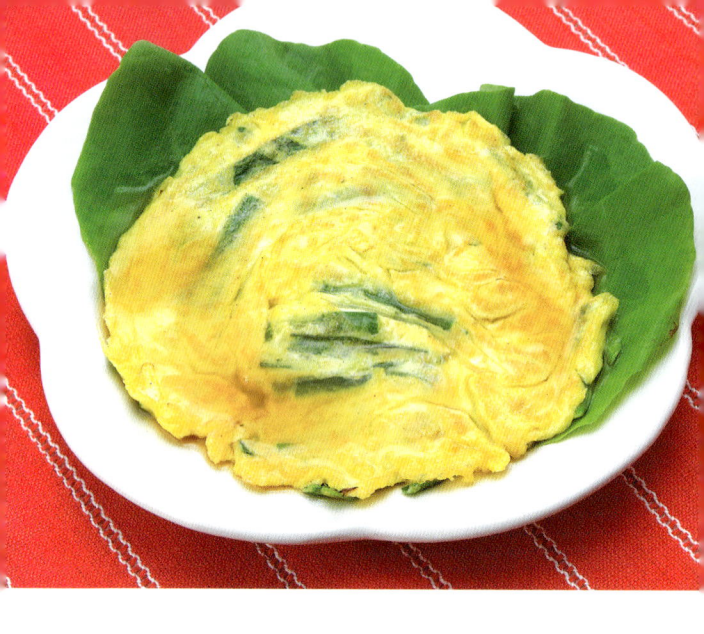

にらたま （器 直径 18cm）

エネルギー	糖質	脂質	コレステロール	食物繊維	食塩
111 kcal	4.0 g	6.8 g	210 mg	0.7 g	1.7 g

組み合わせ例

主　食	ごはん１膳 （150g・252kcal）
主　菜	にらたま （p54・111kcal）
副　菜	麻婆なす （p84・97kcal）
副　菜	切り干しだいこんのサラダ（p90・81kcal）
合計：541kcal	

材料（1人分）

にら 20g　卵 50g　塩 0.8g　こしょう少々
片栗粉 2g　油 1.5g　だし汁 20g
うすくちしょうゆ 4g　みりん 3g
酢 2g　サラダ菜 10g

作り方

① にらは 2cm 長さに切る。
② 卵を溶きほぐし、塩、こしょう、分量の半量の片栗粉、❶のにらを入れて混ぜる。
③ フライパンに油を熱し、❷を流し入れて丸く形を整え、裏返して両面焼く。
④ なべにだし汁、うすくちしょうゆ、みりん、残りの片栗粉を入れ、かき混ぜながら熱し、とろみがついたら火を止めて酢を加える。
⑤ 皿にサラダ菜を敷いて❸を盛り、上から❹をかける。

ポイント

- フライパンをよく熱してから油を敷くのが、油の量を少なく抑えるコツ。
- スライスしたミニトマトや、ほぐしたかにかまぼこを入れてもおいしい。
- 同じ材料で、いり卵やオムレツ風に仕上げてもよい。
- あんかけの代わりに、ケチャップとウスターソース、練りからしを合わせたソースにしてもおいしい。

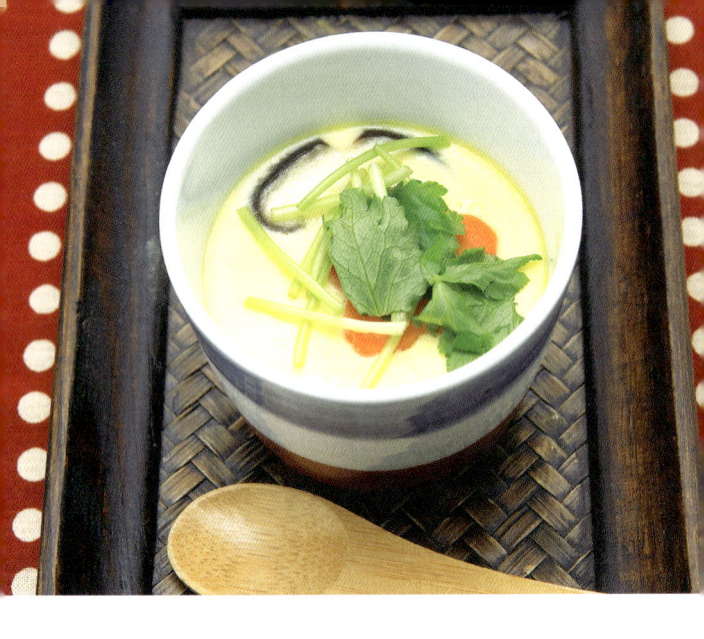

茶わん蒸し (器 直径8cm)

エネルギー	糖質	脂質	コレステロール	食物繊維	食塩
119 kcal	3.0 g	5.5 g	237 mg	0.6 g	1.4 g

組み合わせ例

主　食	ごはん1膳 (150g・252kcal)
主　菜	茶わん蒸し (p56・119kcal)
副　菜	肉じゃが (p96・112kcal)
副　菜	きんぴらごぼう (p94・69kcal)
合計：552kcal	

材料(1人分)

鶏ささ身 15g　ⓐ(酒 1g　塩 0.2g)　えび 10g
にんじん 3g　しいたけ 10g　みつば 3g
だし汁 70g　塩 0.6g　うすくちしょうゆ 1.5g
みりん 1.5g　卵 50g　ぎんなん(ゆで)5g

作り方

① 鶏ささ身をそぎ切りにして、ⓐをふりかけておく。
② えびは殻をむいて背ワタを取る。にんじんは花形に切り、しいたけは石づきを取って、食べやすい大きさに切る。
③ みつばは 1.5cm 長さに切る。
④ 温めただし汁に塩、うすくちしょうゆ、みりんで味つけし、粗熱を取ってから溶きほぐした卵を加えて混ぜる。
⑤ 耐熱容器に❶のささ身、❷のえび、にんじん、しいたけ、ぎんなんを入れ、❹をこしながら静かに注ぎ、湯気の立った蒸し器に入れる。約 20 分弱火で蒸したら❸のみつばを添えてできあがり。

ポイント

- 卵は、菜箸をボウルの底につけたまま溶きほぐすと泡立たず、きれいな茶わん蒸しができる。
- 蒸すときは、弱火にすると滑らかな茶わん蒸しができる(強火で蒸すと、すが立つ)。
- だし汁の割合を多くすると、スープのように口当たりが滑らかな茶わん蒸しができる(卵 50g:だし汁 150g)。

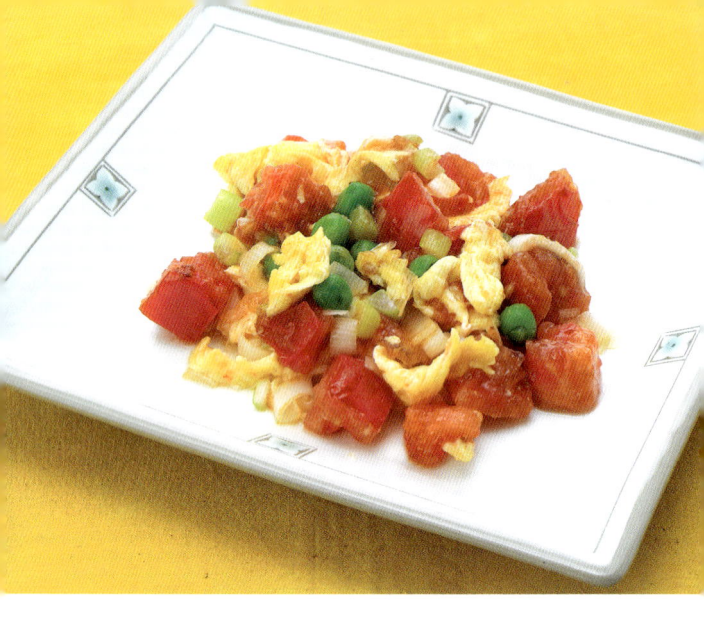

卵とトマトの炒め物（器 17×15cm）

エネルギー	糖質	脂質	コレステロール	食物繊維	食塩
118 kcal	6.5 g	7.3 g	105 mg	2.0 g	0.8 g

組み合わせ例

主　食	ごはん1膳（150g・252kcal）
主　菜	卵とトマトの炒め物（p58・118kcal）
副　菜	青菜とさつま揚げのサッと煮（p76・46kcal）
副　菜	かぼちゃのサラダ（p72・114kcal）
合計：530kcal	

材料（1人分）

ねぎ 20g　トマト 60g　片栗粉 1g
グリーンピース 5g　卵 25g　油 4g
コンソメ（顆粒）1g　塩 0.2g　こしょう少々

作り方

① ねぎは縦半分にし、厚さ 3mm 程度に切る。トマトは 2cm の角切りにし、片栗粉を薄くまぶしておく。
② なべに湯を沸かし、グリーンピースを入れてサッとゆで、ザルにあけておく。
③ 卵を溶きほぐす。油 1g を熱したフライパンに卵を流し入れ、半熟状の炒り卵を作り、器に移しておく。
④ フライパンに残りの油を熱し、❶のねぎとトマトを炒め、コンソメ、塩、こしょうで味を調える。❷のグリーンピースと❸の卵を加え、炒め合わせる。

ポイント

- トマトの代わりに、角切りにしたなす、きゅうり、マッシュルームなどを用いてもよい。時間がないときなどは、ミックスベジタブルを用いると便利。
- 卵の代わりに、豚ひき肉（20g）、かに（50g）、むきえび（50g）、角切りにしたかまぼこ（40g）などを加えてもよい。

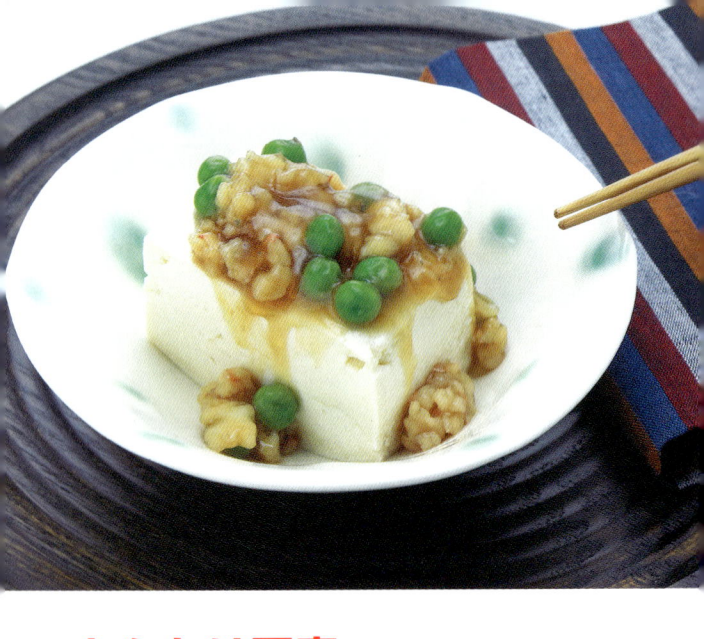

あんかけ豆腐 (器 直径12cm)

エネルギー	糖質	脂質	コレステロール	食物繊維	食塩
118 kcal	7.2 g	4.4 g	26 mg	0.8 g	1.6 g

組み合わせ例

主　食	ごはん1膳 (150g・252kcal)
主　菜	あんかけ豆腐 (p60・118kcal)
副　菜	かぼちゃのサラダ (p72・114kcal)
副　菜	きのこのオイスターソース炒め (p102・55kcal)
合計：539kcal	

材料（1人分）

えび 15g　だし汁 80g
ⓐ（砂糖 1g　みりん 2g　うすくちしょうゆ 2g　塩 0.3g）
ⓑ（うすくちしょうゆ 5g　みりん 3g）くず粉（片栗粉）2g
だし汁 25g　木綿豆腐 100g　グリーンピース 5g

作り方

① えびは殻をむいて背ワタを取り、細かく刻んでからさらにたたく。
② なべにだし汁（80g）を入れて強火にかけ、❶のえびを加えてほぐしながら煮る。ⓐを加えて中火で約3分間煮て味を含ませる。
③ ❷にⓑを加えて、煮立ったらくず粉をだし汁（25g）で溶いて回し入れ、とろみをつける。
④ 豆腐はかぶるくらいの湯で温める。グラグラ煮立てるとかたくなるので要注意。豆腐を取り出したらグリーンピースを入れてサッとゆでる。
⑤ ❹の豆腐の水気をきって器に盛り、❸をかけて❹のグリーンピースを上にのせる。

ポイント

● グリーンピースとえびを、ラディッシュのせん切り、みつば、たけのこなどに代えてあんを作ってもおいしい。
● 木綿豆腐の代わりに、卵豆腐や風呂吹きだいこんを用いてもおいしい。

中華風かきたまスープ

エネルギー	糖質	脂質	コレステロール	食物繊維	食塩
67 kcal	6.8 g	2.3 g	84 mg	0.5 g	1.5 g

材料（1人分）

卵 20g　中華スープの素 2g　水 160g　クリームコーン（缶詰）30g　塩 0.3g　片栗粉 2g

作り方

① 卵を溶きほぐす。
② なべに中華スープの素と水を入れて煮立て、クリームコーン、塩を加える。
③ ひと煮立ちしたら❶の卵と水溶き片栗粉（水は分量外：適量）を流し入れて、すぐに火を止める。

はくさいのゆず漬け

エネルギー	糖質	脂質	コレステロール	食物繊維	食塩
7 kcal	0.8 g	0.0 g	0 mg	0.5 g	0.6 g

材料（1人分）

はくさい 40g　塩 0.6g　昆布 0.2g　ゆずの皮適宜

作り方

① はくさいは短冊に切って塩をふり、ボウルなどに入れて上から重しをする。
② 昆布は細切り、ゆずの皮はせん切りにする。
③ ❶のはくさいの水気を軽く絞って❷とあえ、器に盛る。

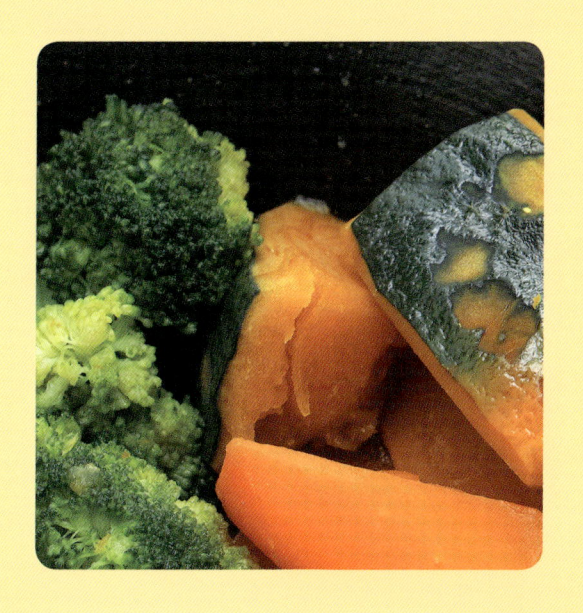

副菜

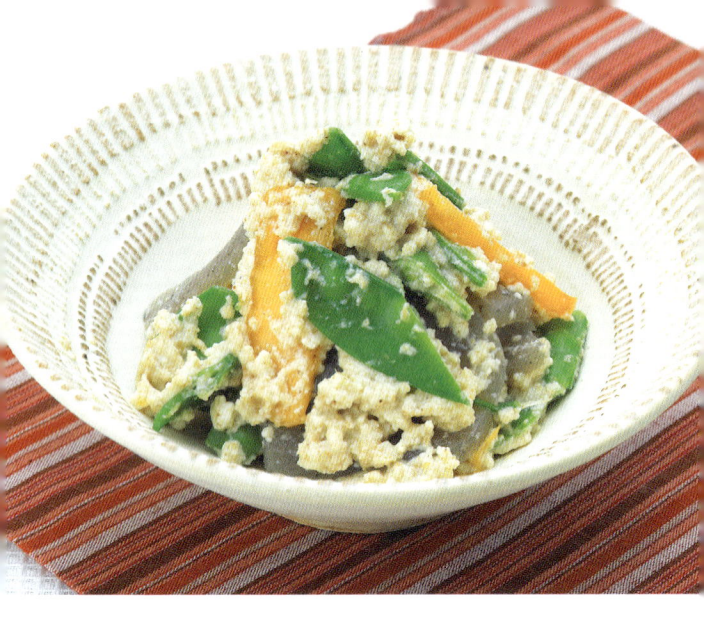

白あえ （器 直径13cm）

エネルギー	糖質	脂質	コレステロール	食物繊維	食塩
101 kcal	10.2 g	3.8 g	0 mg	2.7 g	1.2 g

組み合わせ例

主　食	ごはん1膳（150g・252kcal）
主　菜	さけの照り焼き（p26・100kcal）
副　菜	白あえ（p64・101kcal）
副　菜	油揚げと小松菜の煮びたし（p68・54kcal）
合計：507kcal	

材料(1人分)

木綿豆腐 40g　こんにゃく 30g　さやえんどう 20g
柿 20g　だし汁 50g　しょうゆ 3g
みりん 1g　白いりごま 3g　みそ 6g　砂糖 4g

作り方

① 木綿豆腐は湯通しをしてザルにあけ、水気をきっておく。
② こんにゃくは熱湯をかけて臭みを取り、短冊切りにする。
③ さやえんどうは筋を取り、縦方向の斜め半分に切る。
④ 柿は短冊に切る。
⑤ なべにだし汁、しょうゆ、みりんを入れて火にかけ、ひと煮立ちしたら❷のこんにゃくを入れる。火が通ったら❸を入れ、シャキシャキ感が残る程度に煮る。
⑥ すり鉢で白いりごまをすり、❶の豆腐、みそ、砂糖を加えてすり混ぜ、あえ衣を作る。❹の柿、❺をあえて器に盛る。

ポイント

- 白あえに合わせる材料を、ひじき、きくらげ、しいたけ、れんこん、にんじん、しらたき、りんごなどに代えて、季節にあった、さまざまなバリエーションを楽しんでもよい。
- すり鉢がないときは、ミキサーを使ってもよい。
- あえ衣のなかの具は、火を通したあと、冷ましてから豆腐と混ぜるとおいしくできる。

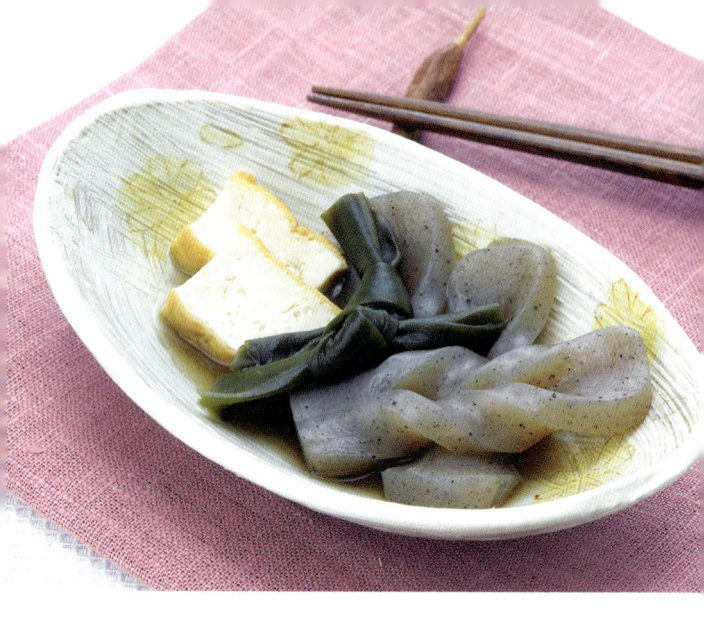

生揚げとこんにゃくの煮物 (器 16×10cm)

エネルギー	糖質	脂質	コレステロール	食物繊維	食塩
56 kcal	2.5 g	2.8 g	0 mg	1.8 g	1.3 g

組み合わせ例

主食	ごはん1膳（150g・252kcal）
主菜	牛肉とピーマンの炒め物（p36・120kcal）
副菜	生揚げとこんにゃくの煮物（p66・56kcal）
副菜	だいこんとかにかまぼこのサラダ（p88・107kcal）
合計：535kcal	

材料（1人分）

こんにゃく 50g　生揚げ 25g
昆布（乾燥）2g　だし汁 50g
酒 3g　みりん 2g　うすくちしょうゆ 7g

作り方

① こんにゃくは短冊切りにしてから真ん中に切れ目を入れて手綱こんにゃくにし、熱湯をかけて臭みを取る。
② 生揚げは熱湯をかけて油抜きし、縦半分にしてから1cm程度の厚さに切る。
③ 昆布を水に浸してやわらかく戻し、適当な大きさに切って結び昆布にする。
④ なべにだし汁、酒、みりん、うすくちしょうゆを入れて火にかけ、温まったら❶のこんにゃく、❷の生揚げ、❸の昆布を入れて煮込む。

ポイント

- こんにゃく自体にはエネルギーがないので、ほかの食材や調味料だけのエネルギー量となる。
- こんにゃくは、調理する前に塩をふって水洗いをし、湯通ししておくと味がなじみやすくなる。
- 生揚げを油揚げに代えたり、しいたけなどを加えてもおいしい。

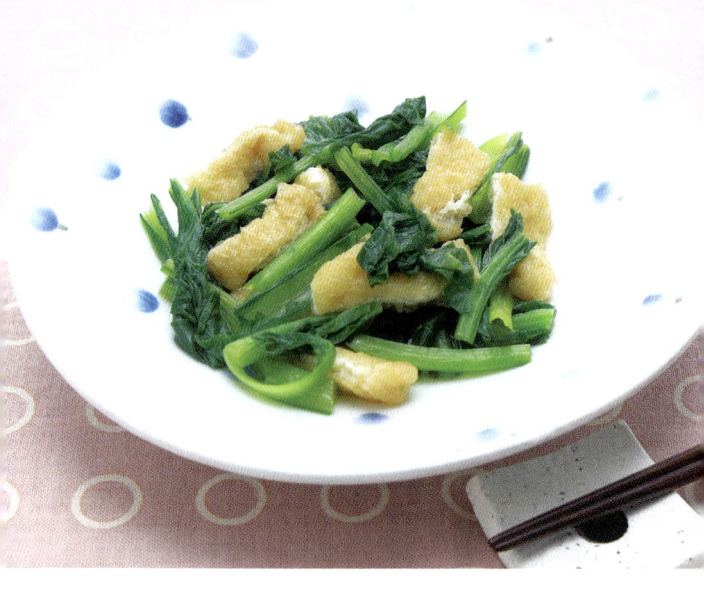

油揚げと小松菜の煮びたし（器 直径17cm）

エネルギー	糖質	脂質	コレステロール	食物繊維	食塩
54 kcal	1.9 g	3.4 g	0 mg	1.1 g	0.6 g

組み合わせ例

主　食	ごはん1膳（150g・252kcal）
主　菜	鶏肉の三杯酢（p46・87kcal）
副　菜	油揚げと小松菜の煮びたし（p68・54kcal）
副　菜	きのこのオイスターソース炒め（p102・55kcal）
合計：448kcal	

材料（1人分）

油揚げ 10g　小松菜 50g
だし汁 50g　酒 2g
砂糖 1g　塩 0.2g　しょうゆ 2.5g

作り方

① 油揚げは熱湯をかけて油抜きし、縦半分に切ってから、さらに1cm幅に切る。
② 小松菜は根を切り落として3cm長さに切り、サッと下ゆでして水気を絞っておく。
③ なべにだし汁、酒、砂糖、塩、しょうゆを入れて火にかけ、ひと煮立ちさせたら❶の油揚げと❷の小松菜を加える。再び煮立ったら火を止め、器に盛る。

ポイント

- 油揚げの代わりに、生揚げを用いてもよい。
- 小松菜の代わりにキャベツ、はくさい、チンゲンサイなどでもよい。

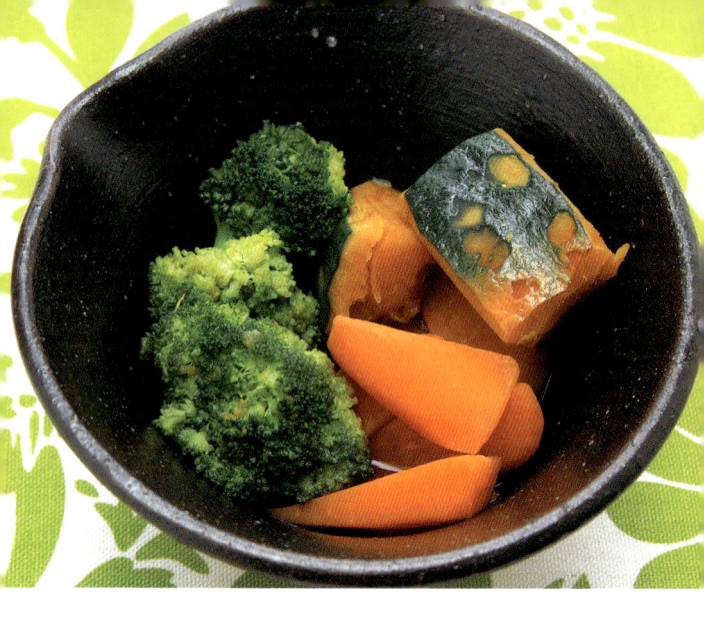

かぼちゃとブロッコリーの煮物 （器 直径14cm）

エネルギー	糖質	脂質	コレステロール	食物繊維	食塩
102 kcal	17.1 g	0.4 g	0 mg	4.8 g	1.2 g

組み合わせ例

主 食	ごはん1膳 （150g・252kcal）
主 菜	あじのカレー揚げ （p18・120kcal）
副 菜	かぼちゃとブロッコリーの煮物（p70・102kcal）
副 菜	キャベツの明太子炒め （p86・38kcal）
合計：512kcal	

材料（1人分）

日本かぼちゃ 80g　にんじん 30g
だし汁 100g　砂糖 5g　しょうゆ 7g
みりん 5g　ブロッコリー 40g

作り方

① 日本かぼちゃは種とワタを取り、ひと口大に切る。
② にんじんは乱切りにして下ゆでする。
③ なべにだし汁、砂糖、しょうゆ、みりんを入れて煮立て、❶のかぼちゃと❷のにんじんを加えて5～6分ほど煮立たせる。
④ ブロッコリーは小房に分けて❸に入れ、落しぶたをして強火にし、再び煮立ったら、中火にして2～3分ほど煮る。

ポイント

- かぼちゃの代わりに、じゃがいも、さといも、さつまいも、山いもなど、ホクホク感のある野菜を利用してもよい。
- 左記の「組み合わせ例」のほか、さんま、かます、あゆなどの塩焼きに、なめこのおろしあえなどと組み合わせてもよい。

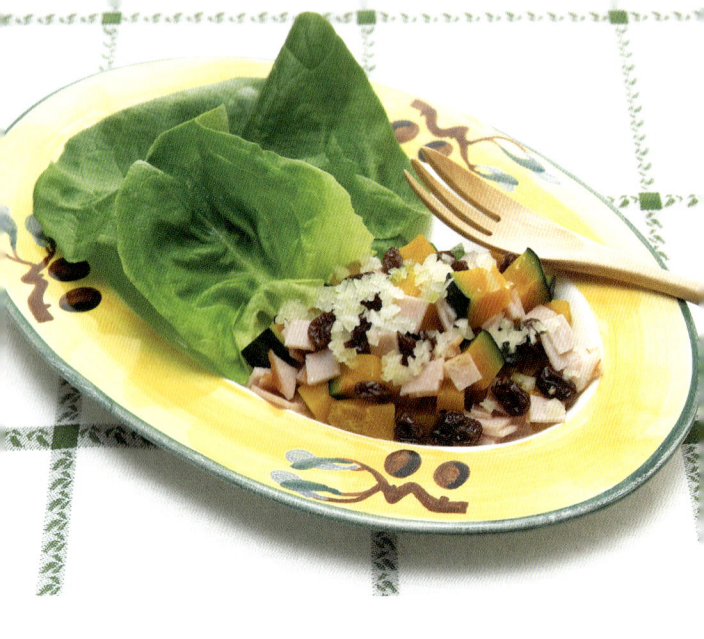

かぼちゃのサラダ （器 26×17cm）

エネルギー	糖質	脂質	コレステロール	食物繊維	食塩
114 kcal	18.4 g	3.6 g	4 mg	2.7 g	0.5 g

組み合わせ例

主　食	ごはん1膳（150g・252kcal）
主　菜	まだいのちり蒸し（p28・113kcal）
副　菜	かぼちゃのサラダ（p72・114kcal）
副　菜	菜の花のからしあえ（p80・46kcal）
合計：525kcal	

材料（1人分）

かぼちゃ 60g　ハム 10g　たまねぎ 5g
油 2g　酢 5g　塩 0.3g　黒こしょう少々
サラダ菜（レタスなど）15g　干しぶどう 5g

作り方

① かぼちゃはさいの目切りにしてやわらかく蒸し、冷ましておく（電子レンジを使用する場合は、耐熱容器に並べてラップをし、約1分半加熱する）。
② 5mm角程度の色紙切りにしたハム、みじん切りのたまねぎ、油、酢、塩、黒こしょうを合わせ、ドレッシングを作る。
③ 器にサラダ菜を敷き、❶のかぼちゃと干しぶどうをあえて盛り、❷のドレッシングをかける。

ポイント

- かぼちゃの甘味とハムの塩味がバランスのよいメニュー。かぼちゃをじゃがいも、マカロニ、スパゲティ、いんげん豆などに代えてもよい。
- かぼちゃは黄色い部分だけでなく、皮にもたくさん栄養が含まれているので、できるだけ皮も一緒に食べるようにしたい。

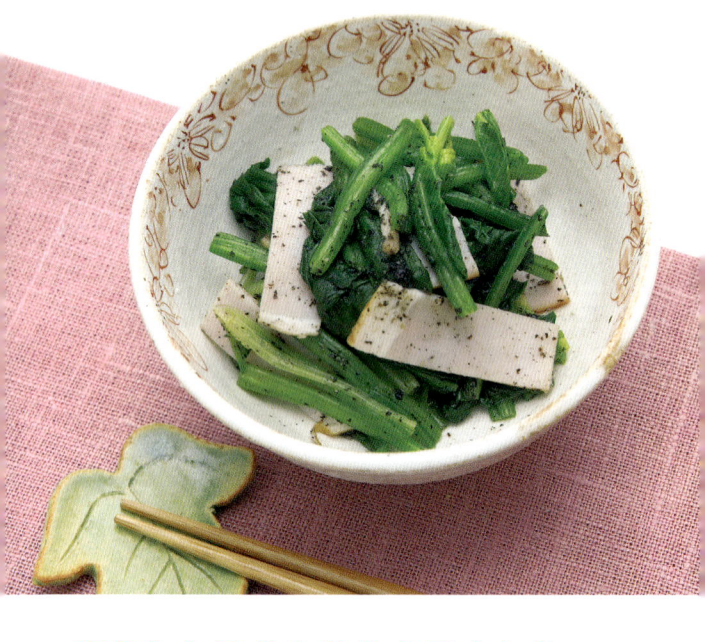

ほうれんそうとハムのごまあえ (器 直径11cm)

エネルギー	糖質	脂質	コレステロール	食物繊維	食塩
52 kcal	2.9 g	2.6 g	4 mg	1.6 g	1.0 g

組み合わせ例

主 食	ごはん1膳 (150g・252kcal)
主 菜	鶏手羽先のやわらか煮 (p44・111kcal)
副 菜	ほうれんそうとハムのごまあえ (p74・52kcal)
副 菜	はくさいのゆず漬け (p62・7kcal)
合計：422kcal	

材料（1人分）

ほうれんそう 50g　ハム 10g
黒いりごま 2g　砂糖 2g　しょうゆ 5g

作り方

① ほうれんそうはたっぷりの熱湯でかためにゆで、5cm 長さに切り、水気を絞る。
② ハムは縦半分にし、短冊に切る。
③ すり鉢で黒いりごまをすり、砂糖、しょうゆを加えてすり混ぜ、❶のほうれんそうと❷のハムをざっくりとあえる。

ポイント

- 黒ごまを白ごまに代えてもよい。
- ほうれんそうの代わりに、小松菜、はくさい、春菊、キャベツなどを用いてもよい。
- ハムをソーセージ、かまぼこ、ちくわに代えてもよい。

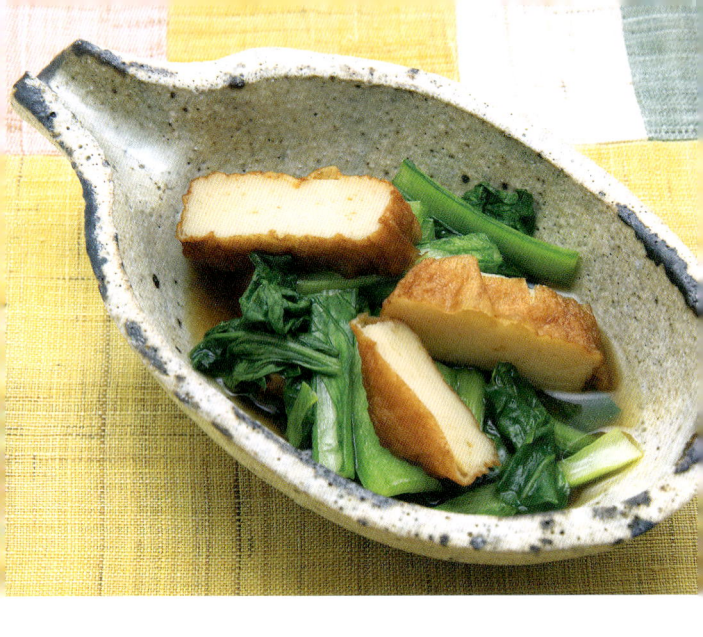

青菜とさつま揚げのサッと煮 (器 13×9cm)

エネルギー	糖質	脂質	コレステロール	食物繊維	食塩
46 kcal	4.6 g	1.0 g	5 mg	1.0 g	0.8 g

組み合わせ例

主 食	ごはん1膳 (150g・252kcal)
主 菜	卵とトマトの炒め物 (p58・118kcal)
副 菜	青菜とさつま揚げのサッと煮 (p76・46kcal)
副 菜	かぼちゃのサラダ (p72・114kcal)
合計：530kcal	

材料（1人分）

小松菜 50g　さつま揚げ 25g　水 25g
めんつゆ（ストレート）10g

作り方

① 小松菜は根元を切り落とし、4cm 長さに切る。
② さつま揚げは熱湯をかけて油抜きし、1cm 幅に切る。
③ なべに水とめんつゆを注いで火にかけ、ひと煮立ちしたら❶の小松菜、❷のさつま揚げを加える。小松菜に火が通ったらできあがり。

ポイント

- **小松菜の代わりに、みず菜、菜の花でもおいしくできるが、火を加え過ぎると栄養価が下がるので、煮過ぎないように注意する。**
- **さつま揚げの代わりに、ちくわや、生揚げ、油揚げなどを用いてもよい。**

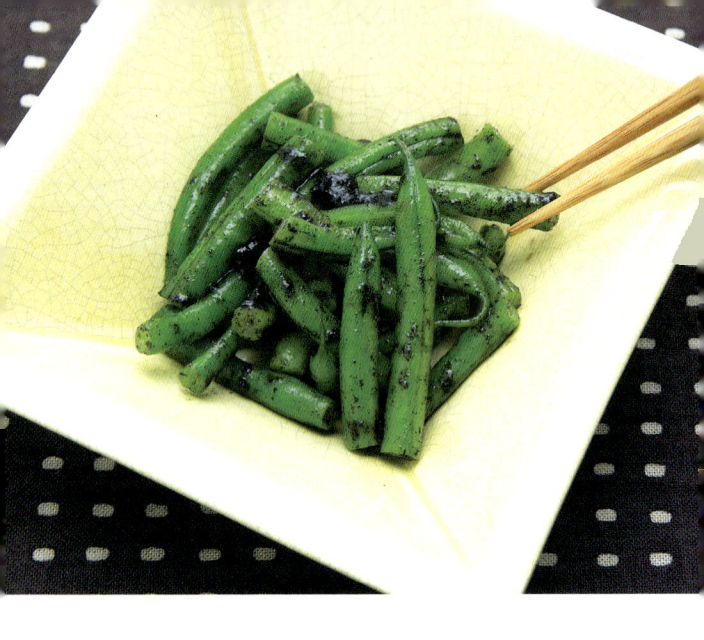

いんげんのごまあえ (器 13×13cm)

エネルギー	糖質	脂質	コレステロール	食物繊維	食塩
40 kcal	1.8 g	1.7 g	0 mg	1.6 g	0.6 g

組み合わせ例

主食	ごはん1膳（150g・252kcal）
主菜	レバーと小松菜炒め（p50・95kcal）
副菜	いんげんのごまあえ（p78・40kcal）
副菜	ポテトコロッケ（p98・120kcal）
合計：507kcal	

材料（1人分）

さやいんげん 50g　黒いりごま 3g
しょうゆ 4g　砂糖 2g

作り方

① さやいんげんの筋を取り、塩少々（分量外）を加えた熱湯でサッとゆでる。
② すり鉢で黒いりごまをすり、油分が出てきたらしょうゆと砂糖を加えてすり混ぜる。
③ 水気をきった❶のさやいんげんを 1/2 ～ 1/3 長さに切り、❷でざっくりとあえる。

ポイント

- たんぱく質が少ないと感じたときは、鶏ささ身（ゆでるか蒸してほぐしたもの）を加えるとよい。
- ②のあえ衣に酢を加えて、ごま酢にするとさっぱりとした味つけになり、食欲のないときにもおすすめの一品に。

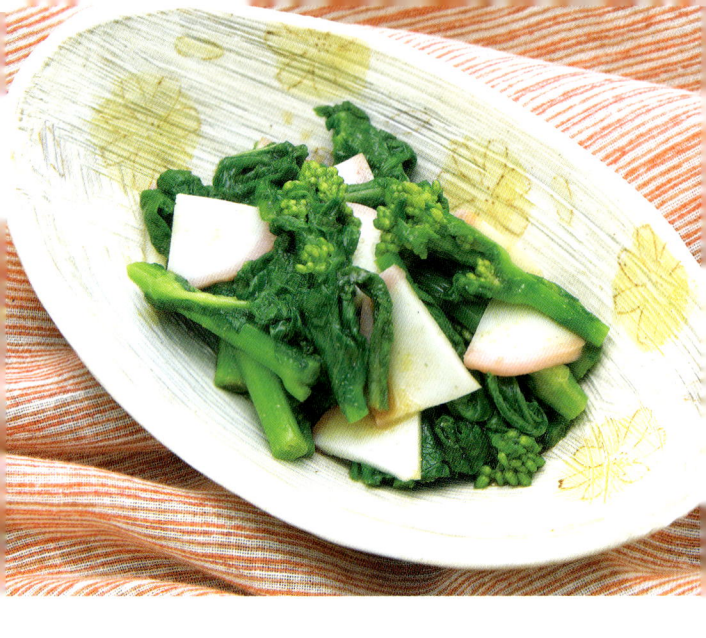

菜の花のからしあえ （器 16×10cm）

エネルギー	糖質	脂質	コレステロール	食物繊維	食塩
46 kcal	4.9 g	0.4 g	3 mg	2.1 g	1.2 g

組み合わせ例

主　食	ごはん1膳（150g・252kcal）
主　菜	鶏肉の信田巻き（p48・99kcal）
副　菜	菜の花のからしあえ（p80・46kcal）
副　菜	マセドニアサラダ（p100・98kcal）
合計：495kcal	

材料（1人分）

菜の花 50g　かまぼこ 20g
練りからし少々　砂糖 1.5g
しょうゆ 4.5g

作り方

① 菜の花は塩少々（分量外）を加えた熱湯でサッとゆで、水気をきって4cm長さに切る。
② かまぼこは、薄いいちょう切りにする。
③ ボウルに練りからし、砂糖、しょうゆを入れてよく混ぜ合わせる。
④ ❶の菜の花と❷のかまぼこを、❸であえていただく。

ポイント

- 菜の花は、ほうれんそう、春菊、いんげん、短冊切りにした長いもなど、旬の野菜に代えることができる。
- 酢みそあえにしてもよい。酢みその分量は、酢（5g）、砂糖（3g）、みそ（10g）、からし（適量）。
- かまぼこの代わりに、かに、鶏のささ身（ゆでるか蒸してほぐしたもの）、貝類（新鮮なら生、そうでないときはサッとゆでたもの）、油揚げ（から炒りしたもの）でもおいしい。

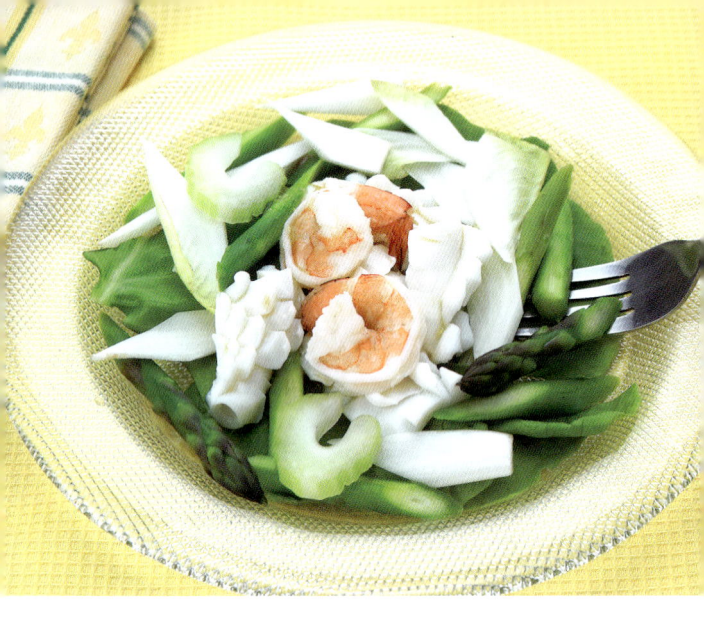

シーフードサラダ （器 直径 21cm）

エネルギー	糖質	脂質	コレステロール	食物繊維	食塩
112 kcal	2.7 g	5.7 g	125 mg	1.2 g	1.3 g

組み合わせ例

主　食	ごはん１膳 （150g・252kcal）
主　菜	豚薄切り肉の野菜巻き （p40・111kcal）
副　菜	シーフードサラダ （p82・112kcal）
副　菜	ひじきの田舎煮 （p106・55kcal）
合計：530kcal	

材料（1人分）

いか 40g　えび 10g　アスパラガス 30g
セロリ 5g　チコリ 10g　サラダ菜 10g
油 5g　酢 8g　レモン汁 5g
しょうゆ 3g　塩 0.5g　わさび 2g

作り方

① いかは表面に鹿の子の切れ目を入れ、2×3cm くらいの大きさに切り、サッとゆでる。えびは殻をむいて背ワタを取り、サッとゆでて縦半分に切る。
② アスパラガスははかまを取り、塩（分量外）を入れた熱湯でサッとゆでて冷ましておく。
③ ❷のアスパラガス、セロリ、チコリ、サラダ菜は好みの大きさに切る。
④ ボウルに油、酢、レモン汁、しょうゆ、塩、わさびを入れてよく混ぜ合わせ、ドレッシングを作る。
⑤ 器に❸のサラダ菜を敷き、残りの野菜、❶のいかとえびを盛りつけ、❹のドレッシングを食べる直前にかける。

ポイント

- いか、えびの代わりにまぐろ、たこ、ほたて、はまぐりなどの貝類などにしてもよい。
- 野菜はいろいろなものに代えて、季節感を出すとよい。
- ドレッシングの油をだし汁に代えると、エネルギー量を 36kcal 減らすことができる。
- 魚介類をよく加熱し、ドレッシングに漬けこんでおくと常備菜にもできる（2〜3日保存可能）。

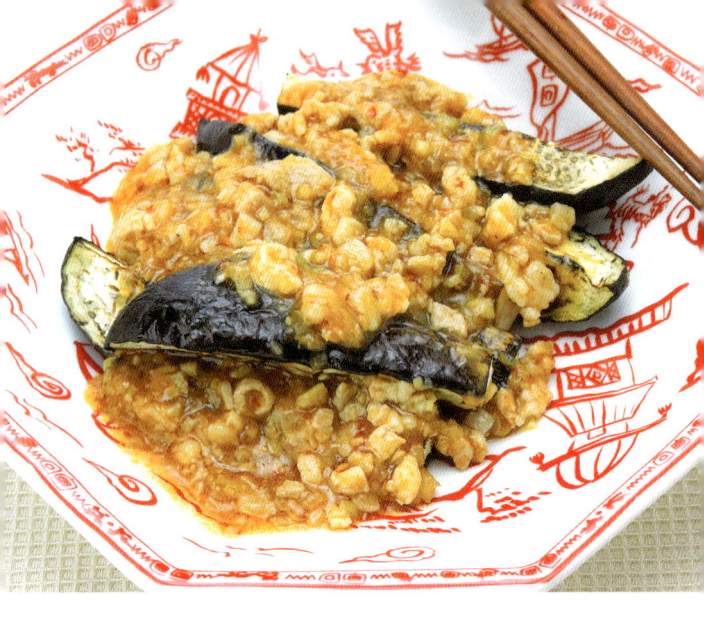

麻婆なす （器 17×17cm）

エネルギー	糖質	脂質	コレステロール	食物繊維	食塩
97 kcal	9.5 g	2.0 g	14 mg	3.3 g	1.8 g

組み合わせ例

主　食	ごはん1膳（150g・252kcal）
主　菜	にらたま（p54・111kcal）
副　菜	麻婆なす（p84・97kcal）
副　菜	切り干しだいこんのサラダ（p90・81kcal）
合計：541kcal	

材料（1人分）

なす 120g　豚もも赤身肉 20g
ねぎ 10g　にんにく 3g　しょうが 5g　油 1g
酒 3g　水 40g　しょうゆ 7g　みそ 3g　砂糖 1.5g
トウバンジャン 2g　片栗粉 2g

作り方

① なすは縦1/4に切り、軽く表面を焼く。好みにより、皮はまだらむきにする。
② 豚もも赤身肉、ねぎ、にんにく、しょうがを、それぞれみじん切りにする。
③ フライパンに油を熱し、❷のねぎ、にんにく、しょうがを炒め、香りが出たら❷の豚肉を加える。
④ ❸の豚肉の色が変わったら酒を注いでひと混ぜし、水、しょうゆ、みそ、砂糖、トウバンジャンを加えて煮る。味がなじんだら水溶き片栗粉（分量の片栗粉の2倍量の水で溶く）を加えてとろみをつける。
⑤ 器に❶のなすを盛り、❹をかけていただく。

ポイント

- なすは、たまねぎ、にんじん、ピーマン、チンゲンサイに代えてもよい。
- なすは、レンジで加熱処理してもよい。その場合、なすを加熱するとき、レモンの絞り汁を切り口につけておくと変色を抑えることができる。
- 麻婆あんをパンなどに挟んで、主食にしてもおいしい。

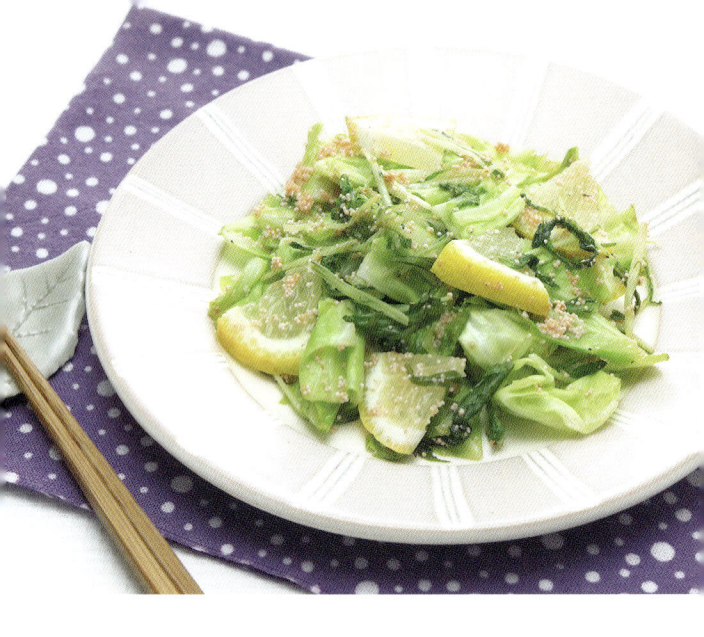

キャベツの明太子炒め（器 直径16cm）

エネルギー	糖質	脂質	コレステロール	食物繊維	食塩
38 kcal	2.0 g	1.4 g	28 mg	1.0 g	0.6 g

組み合わせ例

主　食	ごはん1膳	（150g・252kcal）
主　菜	あじのカレー揚げ	（p18・120kcal）
副　菜	キャベツの明太子炒め	（p86・38kcal）
副　菜	かぼちゃとブロッコリーの煮物	（p70・102kcal）
合計：512kcal		

材料(1人分)

キャベツ 40g　みず菜 10g　油 1g　辛子明太子 10g
黒こしょう少々　酒 4g　レモン適量

作り方

① キャベツは食べやすい大きさの短冊切りにする。みず菜は根を切り落とし、3cm長さに切る。
② フライパンに油を熱し、❶のキャベツとみず菜をサッと炒める。
③ 全体に油が回ったら、ほぐした辛子明太子を加えてさらに炒め、黒こしょうをふり、酒をフライパンの鍋肌から注ぎ入れる。水気がなくなり、酒のアルコール分がとんだら火を止めて、いちょう切りにしたレモンを混ぜる。
④ ❸を器に盛っていただく。

ポイント

- キャベツは炒めず、サッとゆでてから生のままのみず菜とほかの材料とあえてもよい。
- キャベツの代わりに、にがうり（ゴーヤ）やだいこん（短冊に切ってゆでたもの）、かんぴょう、レタス、しらたき（ゆでてからだし汁で煮たもの）を用いてもよい。
- 炒めたたまねぎを加えて、スパゲッティとあえると、主食になる。

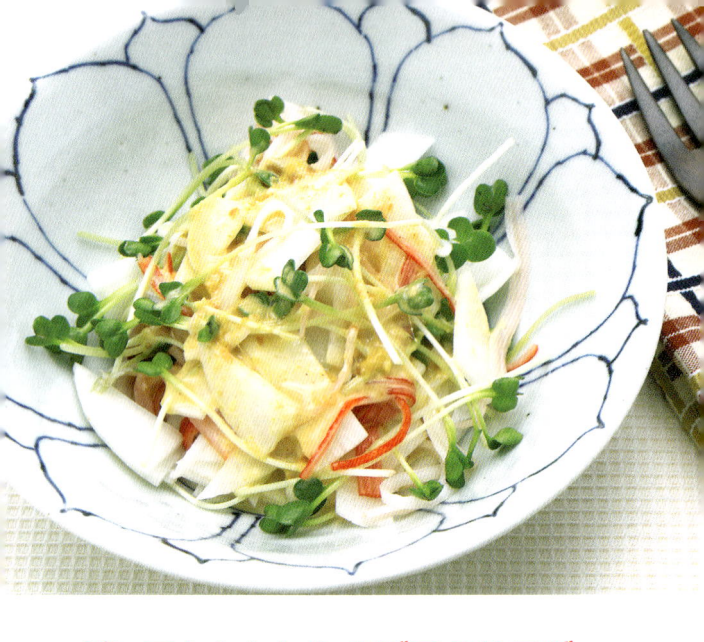

だいこんとかにかまぼこのサラダ（器 直径16cm）

エネルギー	糖質	脂質	コレステロール	食物繊維	食塩
107 kcal	6.8 g	6.0 g	9 mg	1.4 g	1.8 g

組み合わせ例

主食	ごはん1膳（150g・252kcal）
主菜	牛肉とピーマンの炒め物（p36・120kcal）
副菜	だいこんとかにかまぼこのサラダ（p88・107kcal）
副菜	生揚げとこんにゃくの煮物（p66・56kcal）

合計：535kcal

材料(1人分)

だいこん 75g　かにかまぼこ 30g
かいわれだいこん 10g　みそ 3g　酢 5g
マヨネーズ 7g　うすくちしょうゆ 3g
練りからし 2g　しょうが少々

作り方

① だいこんは皮をむき、薄い短冊切りにする。
② かにかまぼこは手でほぐし、❶のだいこん、根を落としたかいわれだいこんとともに混ぜ合わせる。
③ ボウルにみそ、酢、マヨネーズ、うすくちしょうゆ、練りからし、すりおろしたしょうがを入れてよく混ぜ、和風ドレッシングを作る。
④ 器に❷を盛り、❸のドレッシングを食べる直前にかける。

ポイント

- だいこんの代わりに、かぶ、春キャベツ、レタス、きゅうりなどを用いてもよい。
- かにかまぼこの代わりに、ハム、ちりめんじゃこ、まぐろ水煮缶詰などを用いてもよい。
- かいわれだいこんの代わりに、黄にら、あさつきなどの香味野菜を使ってもよい。
- ③のドレッシングは、蒸した肉や魚のつけだれ、冷やし中華のたれとしてもおいしい。

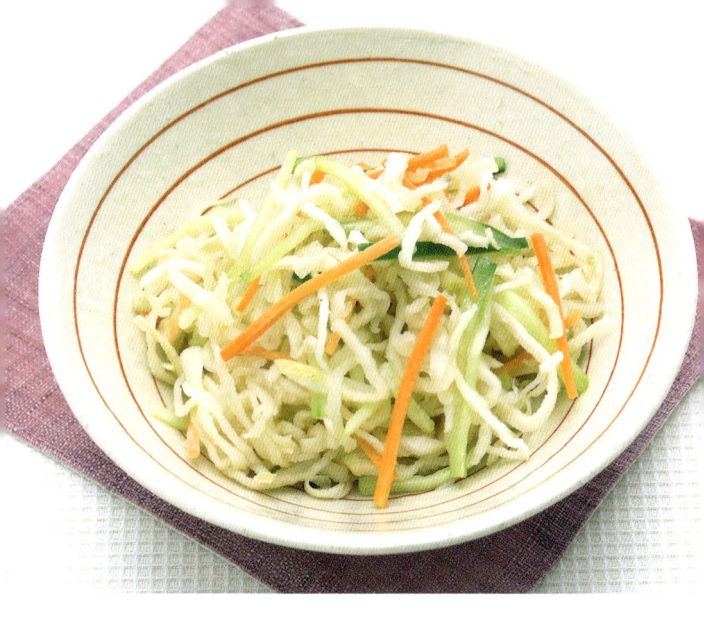

切り干しだいこんのサラダ （器 直径14cm）

エネルギー	糖質	脂質	コレステロール	食物繊維	食塩
81 kcal	1.2 g	2.1 g	0 mg	4.3 g	0.7 g

組み合わせ例

主　食	ごはん1膳（150g・252kcal）
主　菜	にらたま（p54・111kcal）
副　菜	切り干しだいこんのサラダ（p90・81kcal）
副　菜	麻婆なす（p84・97kcal）
合計：541kcal	

材料（1人分）

切り干しだいこん 20g　きゅうり 6g
にんじん 5g
塩 0.3g　酢 2g　レモン汁 10g
うすくちしょうゆ 1.5g　油 2g

作り方

① 切り干しだいこんは水でサッと洗ってから、たっぷりのぬるま湯で戻し、ざく切りにする。
② きゅうりとにんじんはせん切りにする。
③ ボウルに塩、酢、レモン汁、うすくちしょうゆ、油を合わせ、ドレッシングを作る。
④ ❶の切り干しだいこん、❷のきゅうりとにんじんを混ぜ合わせて器に盛り、❸のドレッシングをかけていただく。

ポイント

- 切り干しだいこんの代わりに、もやし、ぜんまい、ゆでた小松菜、キャベツ、はくさい、さやいんげんなどでもよい。
- 切り干しだいこん、きゅうり、にんじんの割合を変えると、また違った歯ざわりが楽しめる。

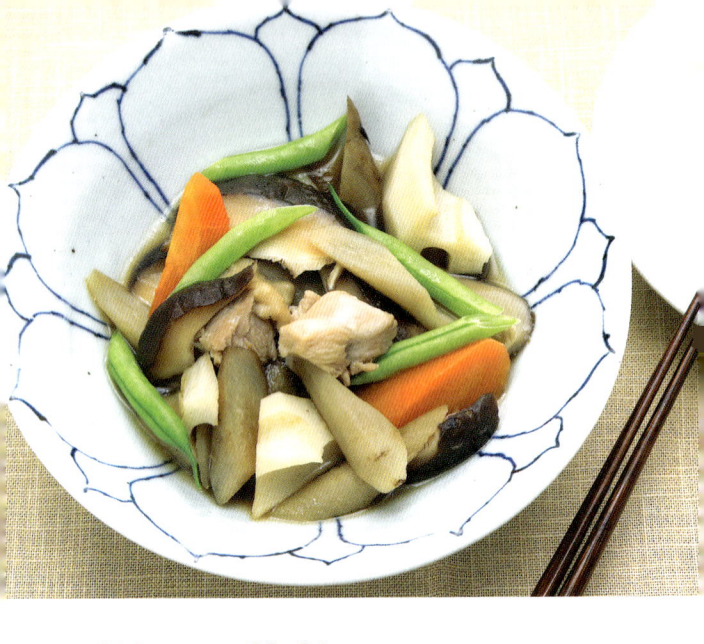

季節の野菜煮 (器 直径17cm)

エネルギー	糖質	脂質	コレステロール	食物繊維	食塩
102 kcal	13.4 g	1.0 g	14 mg	7.2 g	1.1 g

組み合わせ例

主食	ごはん1膳（150g・252kcal）
主菜	いかの黄身焼き（p32・106kcal）
副菜	季節の野菜煮（p92・102kcal）
副菜	マセドニアサラダ（p100・98kcal）
合計：558kcal	

材料（1人分）

鶏もも肉（皮なし）15g　干ししいたけ 10g　ごぼう 40g
にんじん 10g　れんこん 20g　さやいんげん 5g
しいたけの戻し汁 50g　しょうゆ 7g　砂糖 1g
みりん 4g　酒 2g

作り方

① 鶏もも肉は食べやすい大きさに切る。干ししいたけは軽く洗ってぬるま湯（50g以上）につけて戻し、そぎ切りにする。
② ごぼう、にんじん、れんこんは皮をむき、乱切りにする。れんこんは水にさらしておく。さやいんげんは筋を取り、3cm程度の長さの斜め切りにする。
③ ごぼう、にんじんは下ゆでする。
④ なべに❶の戻し汁、しょうゆ、砂糖、みりん、酒を合わせて火にかけ、煮立ったら❶の鶏肉を入れる。さらにひと煮立ちしたら鶏肉を取り出す。
⑤ ❹に❶のしいたけ、❸を入れて煮込み、煮上がりぎわに❷のれんこん、さやいんげん、❹の鶏肉を加え、サッと煮る。

ポイント

- れんこんの代わりにさといも、鶏もも肉の代わりに水煮大豆や生揚げを用いてもよい。
- 根菜類は食物繊維が多く、カリウムもたくさん含まれている。
- ごぼうは繊維質が表面にあるため、噛む回数を必然的に増やすことができ、満腹感を得ることができる。

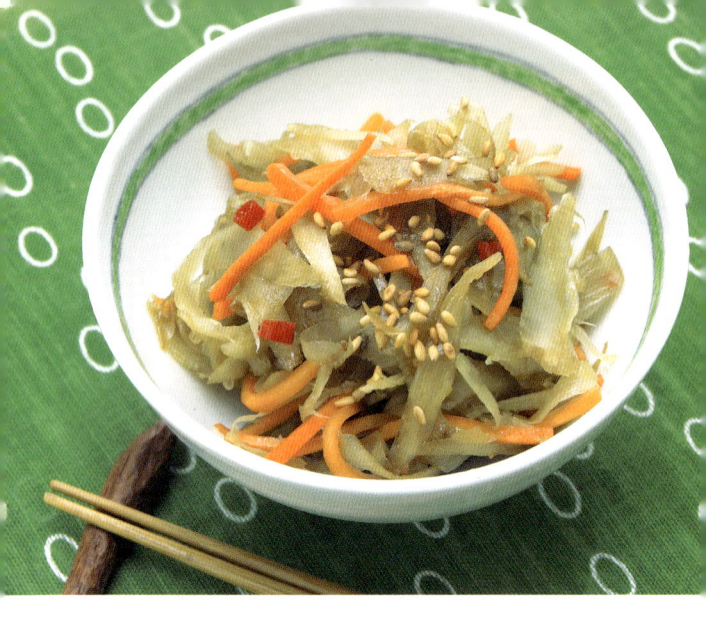

きんぴらごぼう （器 直径10cm）

エネルギー	糖質	脂質	コレステロール	食物繊維	食塩
69 kcal	5.9 g	2.6 g	0 mg	3.3 g	0.7 g

組み合わせ例

主 食	ごはん1膳（150g・252kcal）
主 菜	茶わん蒸し（p56・119kcal）
副 菜	きんぴらごぼう（p94・69kcal）
副 菜	肉じゃが（p96・112kcal）
合計：552kcal	

材料(1人分)

ごぼう 50g　にんじん 10g
赤唐がらし少々　油 2g
しょうゆ 5g　みりん 2g　白いりごま 1g

作り方

① ごぼうはささがきにし、水にさらしてから、水気をきる。にんじんは細切りにする。
② 赤唐がらしは種を除き、小口切りにする。
③ なべに油と❶のごぼう、にんじんを入れて熱し、❷の赤唐がらしを加えて炒める。野菜に火が通ったらしょうゆとみりんで味を調え、白いりごまをふってできあがり。

ポイント

- ごぼう、にんじんの代わりに、れんこんやうど、きぬさや、だいこんの皮、細めのずいき、しらたきなどを用いることができる。
- きんぴらごぼうを桜ごはん(酒、うすくちしょうゆ、昆布だし汁で炊いたごはん)の炊き上がりに混ぜて、のりと錦糸玉子、きぬさやを飾れば、「かんたん五目ごはん」になる。

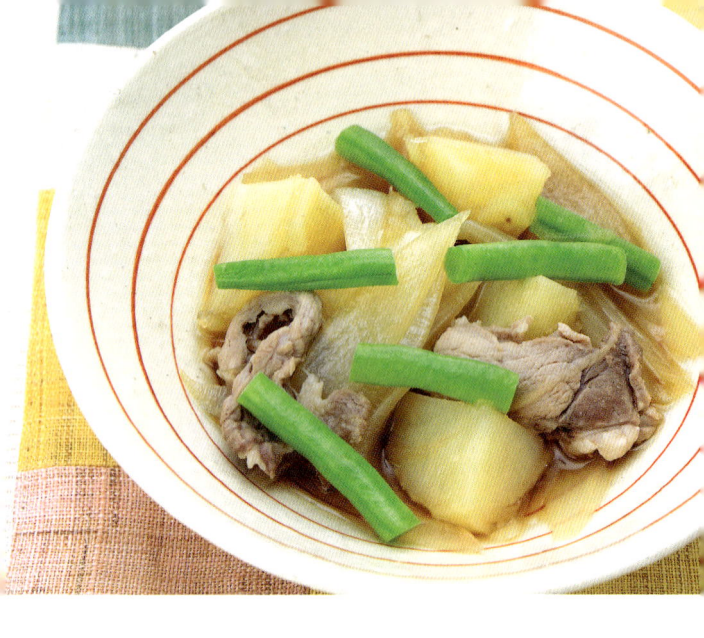

肉じゃが（器 直径15cm）

エネルギー	糖質	脂質	コレステロール	食物繊維	食塩
112 kcal	17.1 g	1.9 g	10 mg	1.5 g	1.5 g

組み合わせ例

主 食	ごはん1膳（150g・252kcal）
主 菜	茶わん蒸し（p56・119kcal）
副 菜	肉じゃが（p96・112kcal）
副 菜	きんぴらごぼう（p94・69kcal）

合計：552kcal

材料(1人分)

牛肩赤身薄切り肉 15g　じゃがいも 50g
たまねぎ 40g　さやいんげん 8g　だし汁 100g
砂糖 5g　しょうゆ 8g　塩 0.2g

作り方

① 牛肩赤身薄切り肉はひと口大に切る。
② じゃがいもは皮をむいて2～4等分に切り、水にさらしておく。たまねぎはくし型に切り、さやいんげんは筋を取り、3～4cm長さに切る。
③ なべに❷のじゃがいもとたまねぎ、❶の牛肉を入れ、だし汁を注いで中火で煮る。
④ 煮立ったらアクを取り、砂糖、しょうゆ、塩を加える。
⑤ じゃがいもがやわらかくなり味がしみ込んだら、❷のさやいんげんを入れ、サッと煮てできあがり。

ポイント

- **牛肩赤身薄切り肉を豚赤身肉（20g）や鶏むね肉（25g）に代えてもよい。**
- **じゃがいもの代わりに、しらたき（50g）を用いるとエネルギー量を35kcal減らすことができる。**

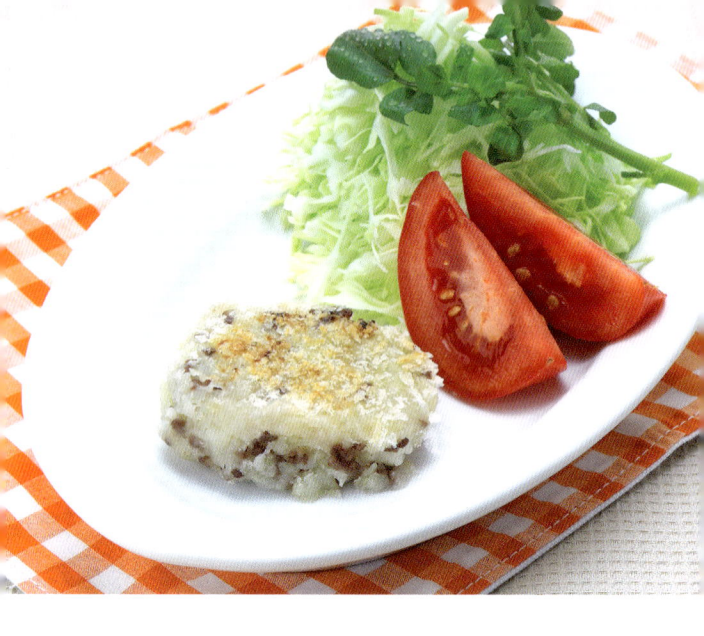

ポテトコロッケ (器 24×15cm)

エネルギー	糖質	脂質	コレステロール	食物繊維	食塩
120 kcal	13.4 g	6.9 g	16 mg	1.8 g	0.3 g

組み合わせ例

主 食	ごはん1膳 (150g・252kcal)
主 菜	かきのしぐれ煮 (p34・98kcal)
副 菜	ポテトコロッケ (p98・120kcal)
副 菜	きんぴらごぼう (p94・69kcal)
合計：539kcal	

材料（1人分）

じゃがいも 30g　たまねぎ 10g　牛ひき肉 5g
油 0.5g　塩 0.3g　こしょう少々　小麦粉 1g　卵 3g
パン粉 3g　油 5g
キャベツ 40g　トマト 30g　クレソン 3g

作り方

① じゃがいもは皮をむき、たっぷりの湯でやわらかくゆで、ボウルに移して熱いうちにマッシャーや木べらなどでつぶす。
② たまねぎをみじん切りにし、牛ひき肉とともに熱した油で炒める。
③ ❶のじゃがいもに、❷と塩、こしょうを加え、よく混ぜ合わせ、小判型に丸める。表面に小麦粉、溶き卵、パン粉を順にまぶす。
④ ❸を油 5g を塗ったアルミ箔で包み、フライパンで焼く。
⑤ ❹を皿に盛り、つけ合わせにせん切りキャベツ、くし型に切ったトマト、クレソンを添える。

ポイント

- 適正エネルギー量を守るためには、調理を工夫することも大切。焼きコロッケにすることで油の摂取量を減らし、エネルギー量を下げることができる。
- 普通のコロッケのように揚げると、同じ分量でも吸収する油の量が増え、**50kcal 以上エネルギー量が多くなるので注意する。**

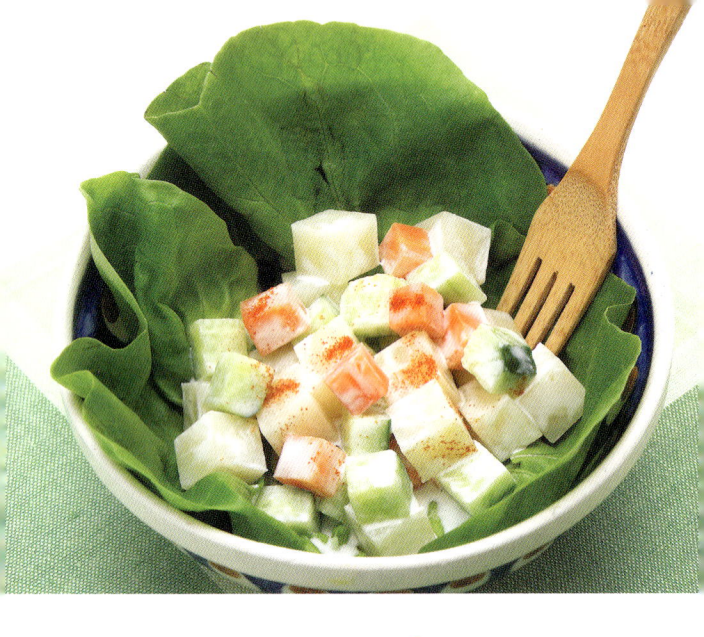

マセドニアサラダ（器 直径15cm）

エネルギー	糖質	脂質	コレステロール	食物繊維	食塩
98 kcal	8.9 g	5.7 g	5 mg	1.6 g	0.6 g

組み合わせ例

主 食	ごはん1膳（150g・252kcal）
主 菜	鶏肉の信田巻き（p48・99kcal）
副 菜	マセドニアサラダ（p100・98kcal）
副 菜	菜の花のからしあえ（p80・46kcal）
合計：495kcal	

材料（1人分）

じゃがいも 40g　にんじん 15g　きゅうり 30g
塩 0.4g　マヨネーズ 7g　プレーンヨーグルト 10g
サラダ菜（またはレタス）20g

作り方

① じゃがいもは 1.5cm、にんじんは 1cm の角切りにし、なべに沸かした湯で、やわらかくゆでる。
② きゅうりは 1cm の角切りにし、分量の半分量の塩をまぶしておき、水気をきる。
③ ボウルにマヨネーズ、プレーンヨーグルト、残りの塩を合わせて混ぜ、❶のじゃがいもとにんじん、❷のきゅうりをあえる。
④ 器にサラダ菜を敷き、❸を盛りつける。好みでカイエンペッパー（分量外）をふる。

ポイント

- じゃがいもの代わりに、アボカド、ゆでた白・赤いんげんを使ってもよい。
- プレーンヨーグルトの代わりに、サワーヨーグルトを使ってもよい。
- きゅうりの代わりに、セロリを用いてもよい。
- ソースにマスタードを入れたり、フレンチドレッシングを用いてもよい。

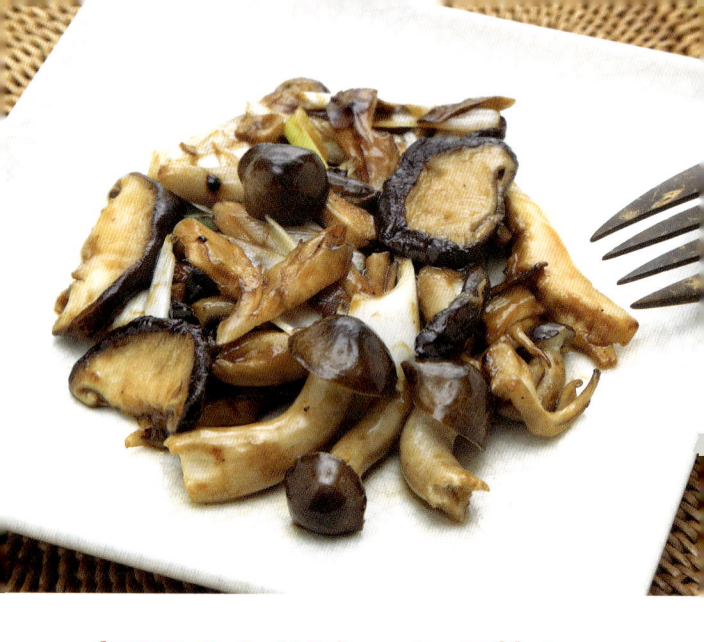

きのこのオイスターソース炒め (器 16×16cm)

エネルギー 55 kcal	糖質 3.9 g	脂質 3.4 g	コレステロール 0 mg	食物繊維 2.9 g	食塩 0.8 g

組み合わせ例

主食	ごはん1膳 (150g・252kcal)
主菜	鶏肉の三杯酢 (p46・87kcal)
副菜	きのこのオイスターソース炒め (p102・55kcal)
副菜	油揚げと小松菜の煮びたし (p68・54kcal)
合計：448kcal	

材料（1人分）

しいたけ 30g　しめじ 30g　まいたけ 20g
長ねぎ 10g
油 3g　オイスターソース 10g

作り方

① しいたけは石づきを取って、そぎ切りにする。しめじは石づきを取って小房に分ける。まいたけも小房に分ける。
② 長ねぎは縦半分にし、斜め切りにする。
③ フライパンに油を熱し、❶のしいたけ、しめじ、まいたけを炒め、オイスターソースで調味する。
④ 仕上がりぎわに❷のねぎを加え、ひと混ぜしてから火を止める。

ポイント

- 調理にかかる時間が短く、簡単にできるので、もう一品ほしいというときにとても便利なサイドメニュー。
- 最近では、店頭にさまざまなきのこが出回っている。季節や好みで選び、食感や味覚の変化を楽しみたい。

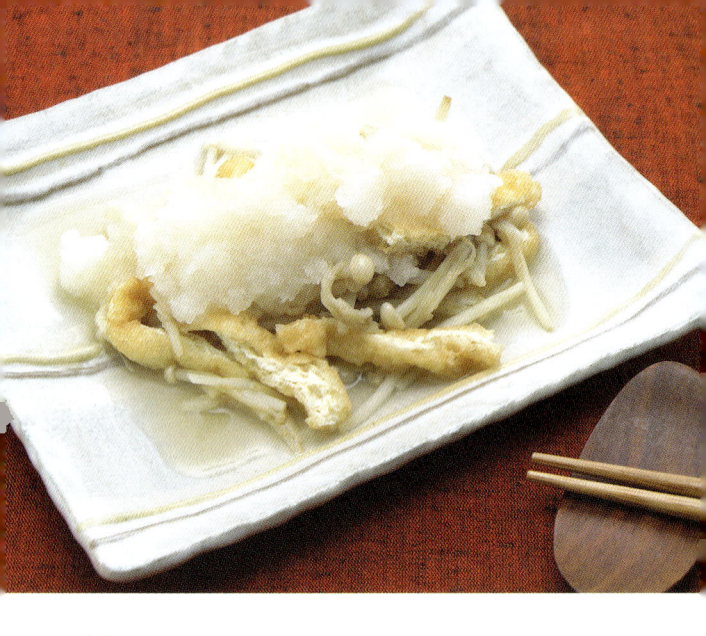

焼きえのきのおろしあえ (器 14×12cm)

エネルギー	糖質	脂質	コレステロール	食物繊維	食塩
47 kcal	4.0 g	1.8 g	0 mg	2.5 g	0.9 g

組み合わせ例

主　食	ごはん1膳（150g・252kcal）
主　菜	いわしの梅じそ揚げ（p20・114kcal）
副　菜	焼きえのきのおろしあえ（p104・47kcal）
副　菜	菜の花のからしあえ（p80・46kcal）
合計：459kcal	

材料（1人分）

えのきたけ 40g　油揚げ 5g
だいこん 60g
ⓐ（酢 5g　うすくちしょうゆ 5g　みりん 1g）

作り方

① えのきは石づきを取って細かくほぐし、3〜4cm長さに切る。
② 油揚げは熱湯をかけて油抜きし、水気をきる。縦半分に切ってから、短冊切りにする。
③ だいこんはおろして水気を絞っておく。
④ 熱したフライパンで❶のえのきたけ、❷の油揚げをから炒りする。
⑤ ❹を器に盛り、❸のだいこんおろしをのせ、合わせたⓐを回しかける。

ポイント

- えのきの代わりに、しめじ、まいたけ、なめこを用いてもよい。
- フライパンでから炒りする代わりに、アルミ箔の上に並べ、オーブントースターで焼いてもおいしい。
- 焼魚などの主菜と組み合わせると、栄養バランスがよくなる。

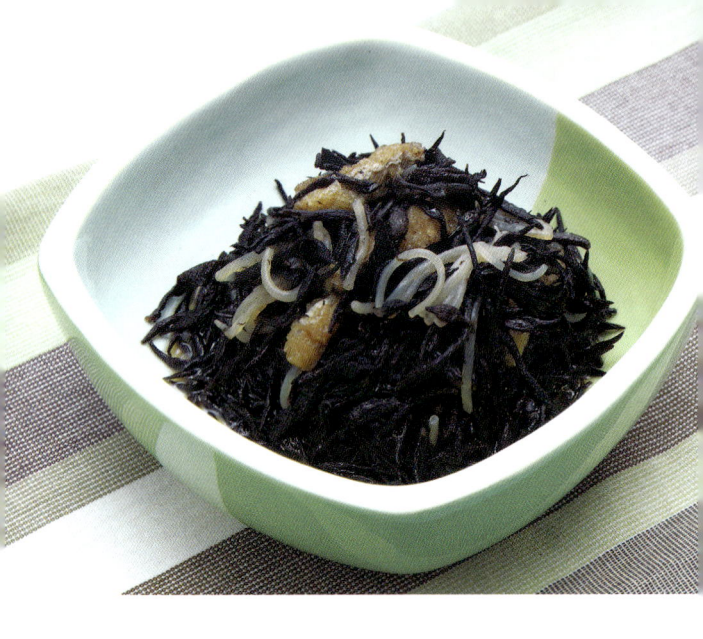

ひじきの田舎煮 (器 12×12cm)

エネルギー	糖質	脂質	コレステロール	食物繊維	食塩
55 kcal	4.8 g	2.5 g	0 mg	4.2 g	1.4 g

組み合わせ例

主 食	ごはん1膳（150g・252kcal）
主 菜	豚薄切り肉の野菜巻き（p40・111kcal）
副 菜	ひじきの田舎煮（p106・55kcal）
副 菜	シーフードサラダ（p82・112kcal）
合計：530kcal	

材料（1人分）

ひじき（乾燥）8g　油揚げ4g
しらたき25g　油1g
だし汁50g　砂糖3g　しょうゆ7g

作り方

① ひじきはたっぷりの水に浸して戻し、水気を絞ってざく切りにする。
② 油揚げは熱湯をかけて油抜きし、縦半分に切って短冊に切る。
③ しらたきは熱湯をかけて臭みを取り、ざく切りにする。
④ なべに油を熱し、❶のひじきを入れて炒め、全体に油が回ったら❷の油揚げ、❸のしらたきを加える。
⑤ ❹にだし汁、砂糖、しょうゆを加え、味がしみ込むまで弱火でゆっくりコトコトと煮る。

ポイント

- ひじきは、ヨードや食物繊維をたくさん含むので、こまめにとりたい食品。ごはんと混ぜ合わせ、ゆでたみつばと錦糸卵で飾り、「ひじきごはん」にしてもよい。
- ⑤でゆっくりと煮ることがおいしく仕上げるコツ。
- 油揚げの代わりに、さつま揚げやゆで大豆などを用いてもおいしい。

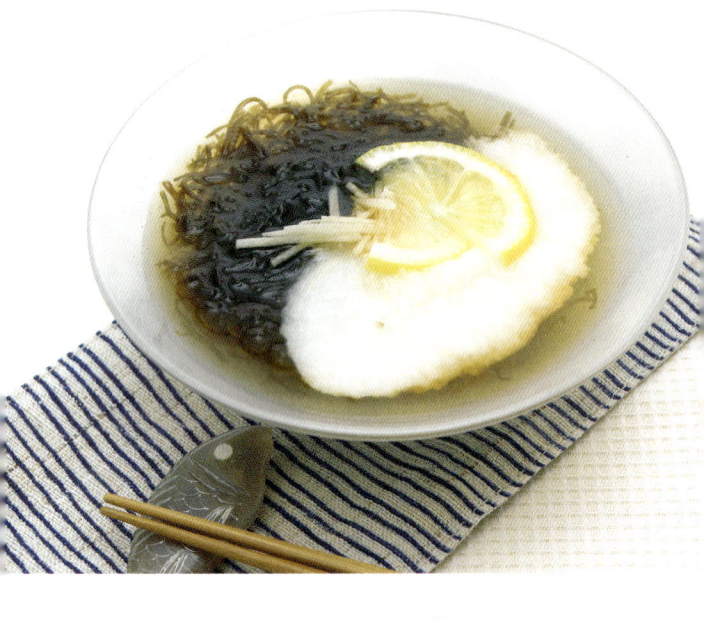

もずくのとろろあえ （器 直径12cm）

エネルギー	糖質	脂質	コレステロール	食物繊維	食塩
22 kcal	3.3 g	0.2 g	0 mg	1.3 g	1.1 g

組み合わせ例

主　食	ごはん1膳（150g・252kcal）
主　菜	さばのみそ煮（p22・108kcal）
副　菜	もずくのとろろあえ（p108・22kcal）
副　菜	だいこんとかにかまぼこのサラダ（p88・107kcal）
合計：489kcal	

材料(1人分)

酢 5g　うすくちしょうゆ 5g　だし汁 5g
もずく 50g　長いも（または山いも）20g
しょうが 1g　レモン 2g

作り方

① ボウルに酢、うすくちしょうゆ、だし汁を混ぜ合わせ、水気をきったもずくを漬ける。
② 長いもをすりおろしてとろろにする。
③ しょうがをせん切りにする。
④ 器に❶のもずくを漬け汁ごと盛り、上から❷のとろろを注ぐ。❸のしょうがと薄く半月に切ったレモンを天にのせていただく。

ポイント

- もずくの代わりに、根昆布を用いてもよい。
- 長いもの代わりに、きゅうりやオクラの薄切りを用いてもおいしい。
- 主菜に揚げ物、煮物、焼き物のどれをもってきても、組み合わせやすい一品。

きゅうりのロシア漬け

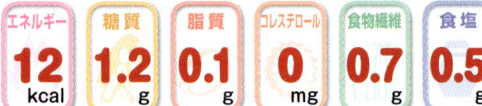

エネルギー	糖質	脂質	コレステロール	食物繊維	食塩
12 kcal	1.2 g	0.1 g	0 mg	0.7	0.5

材料（1人分）
きゅうり 60g　水 100g
ⓐ（塩 0.5g　にんにく（薄切り）1g　赤とうがらし 1/5 本
パセリ 1g　ディル 1g）

作り方
① きゅうりは縦半分に切り、3cm 長さに切る。
② なべに水を入れて煮立たせ、粗熱をとり、冷ましてから❶とⓐを入れて 2〜3 日漬ける。

こんにゃくのピリ辛炒め

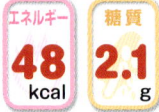

エネルギー	糖質	脂質	コレステロール	食物繊維	食塩
48 kcal	2.1 g	3.5 g	0 mg	1.9	0.6

材料（1人分）
こんにゃく 80g　ごま油 3g　赤とうがらし 1/5 本
だし汁 50g　砂糖 2g　しょうゆ 2.5g
塩 0.2g　白いりごま 1g

作り方
① こんにゃくは、幅 3cm、厚さ 0.5cm くらいの色紙切りにして、湯通しする。
② なべにごま油を熱し、小口切りにした赤とうがらしを加えて辛味をつけ、❶のこんにゃくを入れる。
③ こんにゃく全体に油が回ったらだし汁を入れ、砂糖、しょうゆ、塩を加えて煮る。
④ 煮汁がなくなったら火を止め、仕上げに白いりごまをまぶす。

付録・食材別栄養成分

表の見方

トマト

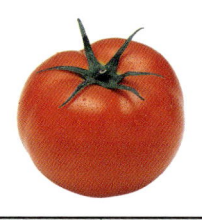

	100gあたり		中1個200g (可食部194g)
エ	19kcal	エ	37kcal
糖	3.7g	糖	7.2g
脂	0.1g	脂	0.2g
コ	0mg	コ	0mg
繊	1.0g	繊	1.9g
塩	0.0g	塩	0.0g

可食部100gあたりのエネルギー量、糖質、脂質、コレステロール、食物繊維、食塩相当量

目安量あたりのエネルギー量、糖質、脂質、コレステロール、食物繊維、食塩相当量

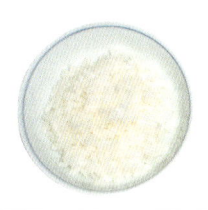

ごはん

100gあたり		茶碗1膳150g	
エ	168kcal	エ	252kcal
糖	36.8g	糖	55.2g
脂	0.3g	脂	0.5g
コ	0mg	コ	0mg
繊	0.3g	繊	0.5g
塩	0.0g	塩	0.0g

かゆ（五分）

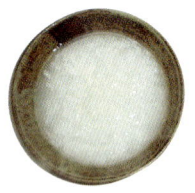

100gあたり		茶碗大1杯200g	
エ	36kcal	エ	72kcal
糖	7.8g	糖	15.6g
脂	0.1g	脂	0.2g
コ	0mg	コ	0mg
繊	0.1g	繊	0.2g
塩	0.0g	塩	0.0g

おにぎり

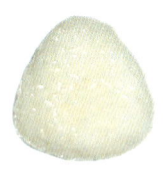

100gあたり		1個110g	
エ	179kcal	エ	197kcal
糖	39.0g	糖	42.9g
脂	0.3g	脂	0.3g
コ	0mg	コ	0mg
繊	0.4g	繊	0.4g
塩	0.5g	塩	0.6g

もち

100gあたり		1個50g	
エ	235kcal	エ	118kcal
糖	49.5g	糖	24.8g
脂	0.8g	脂	0.4g
コ	0mg	コ	0mg
繊	0.8g	繊	0.4g
塩	0.0g	塩	0.0g

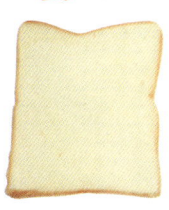

食パン

100gあたり		6枚切1枚60g	
エ	264kcal	エ	158kcal
糖	44.4g	糖	26.6g
脂	4.4g	脂	2.6g
コ	0mg	コ	0mg
繊	2.3g	繊	1.4g
塩	1.3g	塩	0.8g

クロワッサン

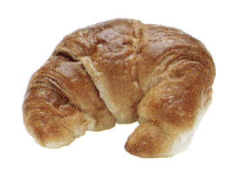

100gあたり		1個40g	
エ	448kcal	エ	179kcal
糖	42.1g	糖	16.8g
脂	26.8g	脂	10.7g
コ	微量	コ	微量
繊	1.8g	繊	0.7g
塩	1.2g	塩	0.5g

うどん(ゆで)

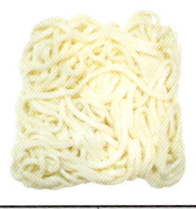

100gあたり		1玉250g	
エ	105kcal	エ	263kcal
糖	20.8g	糖	52.0g
脂	0.4g	脂	1.0g
コ	0mg	コ	0mg
繊	0.8g	繊	2.0g
塩	0.3g	塩	0.8g

中華めん(生)

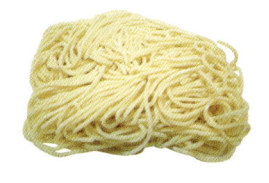

100gあたり		1玉120g	
エ	281kcal	エ	337kcal
糖	53.6g	糖	64.3g
脂	1.2g	脂	1.4g
コ	0mg	コ	0mg
繊	2.1g	繊	2.5g
塩	1.0g	塩	1.2g

そうめん(乾)

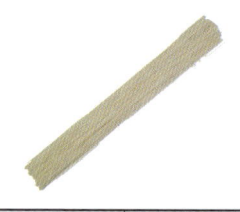

100gあたり		1食分80g	
エ	356kcal	エ	285kcal
糖	70.2g	糖	56.2g
脂	1.1g	脂	0.9g
コ	0mg	コ	0mg
繊	2.5g	繊	2.0g
塩	※3.8g	塩	3.0g

※ゆでた後は 0.2g

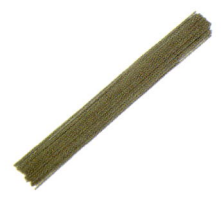

そば(乾)

100gあたり		1食分100g	
エ	344kcal	エ	334kcal
糖	63.0g	糖	63.0g
脂	2.3g	脂	2.3g
コ	0mg	コ	0mg
繊	3.7g	繊	3.7g
塩	2.2g	塩	2.2g

スパゲティ(乾)

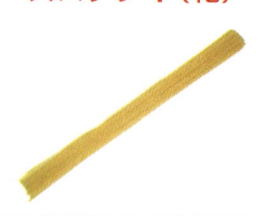

100gあたり		1食分80g	
エ	378kcal	エ	302kcal
糖	69.5g	糖	55.6g
脂	2.2g	脂	1.8g
コ	0mg	コ	0mg
繊	2.7g	繊	2.2g
塩	0.0g	塩	0.0g

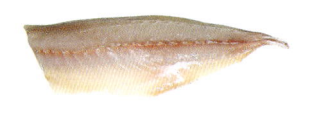

あじ

100gあたり		中1尾180g (可食部81g)	
エ	121kcal	エ	98kcal
糖	0.1g	糖	0.1g
脂	3.5g	脂	2.8g
コ	77mg	コ	62mg
繊	0.0g	繊	0.0g
塩	0.3g	塩	0.2g

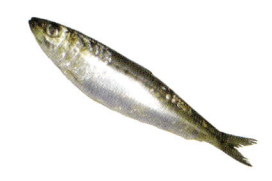

いわし

100gあたり	中1尾100g (可食部 50g)
エ 217kcal	エ 109kcal
糖 0.7g	糖 0.4g
脂 13.9g	脂 7.0g
コ 65mg	コ 33mg
繊 0.0g	繊 0.0g
塩 0.3g	塩 0.2g

うなぎ（蒲焼き）

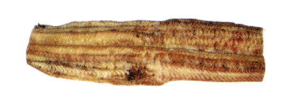

100gあたり	1串100g
エ 293kcal	エ 293kcal
糖 3.1g	糖 3.1g
脂 21.0g	脂 21.0g
コ 230mg	コ 230mg
繊 0.0g	繊 0.0g
塩 1.3g	塩 1.3g

かつお（春）

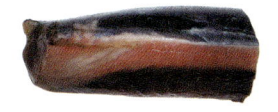

100gあたり	1節300g
エ 114kcal	エ 342kcal
糖 0.1g	糖 0.3g
脂 0.5g	脂 1.5g
コ 60mg	コ 180mg
繊 0.0g	繊 0.0g
塩 0.1g	塩 0.3g

さけ

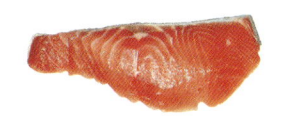

100gあたり	1切120g
エ 138kcal	エ 166kcal
糖 0.1g	糖 0.1g
脂 4.5g	脂 5.4g
コ 51mg	コ 61mg
繊 0.0g	繊 0.0g
塩 0.1g	塩 0.1g

さば

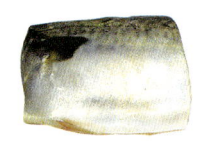

100gあたり		1切100g	
エ	202kcal	エ	202kcal
糖	0.3g	糖	0.3g
脂	12.1g	脂	12.1g
コ	64mg	コ	64mg
繊	0.0g	繊	0.0g
塩	0.4g	塩	0.4g

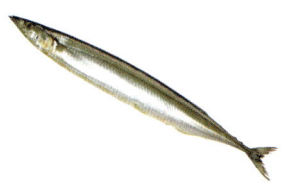

さんま

100gあたり		中1尾150g (可食部105g)	
エ	310kcal	エ	326kcal
糖	0.1g	糖	0.1g
脂	24.6g	脂	25.8g
コ	66mg	コ	69mg
繊	0.0g	繊	0.0g
塩	0.3g	塩	0.3g

ししゃも

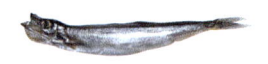

100gあたり		1尾15g	
エ	177kcal	エ	27kcal
糖	0.5g	糖	0.1g
脂	11.6g	脂	1.7g
コ	290mg	コ	44mg
繊	0.0g	繊	0.0g
塩	1.5g	塩	0.2g

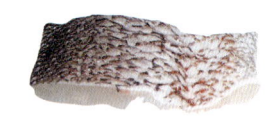

たい

100gあたり		1切100g	
エ	194kcal	エ	194kcal
糖	0.1g	糖	0.1g
脂	10.8g	脂	10.8g
コ	72mg	コ	72mg
繊	0.0g	繊	0.0g
塩	0.1g	塩	0.1g

たら

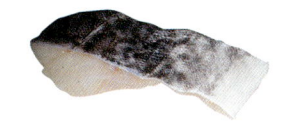

100gあたり		1切100g	
エ	77kcal	エ	77kcal
糖	0.1g	糖	0.1g
脂	0.2g	脂	0.2g
コ	58mg	コ	58mg
繊	0.0g	繊	0.0g
塩	0.3g	塩	0.3g

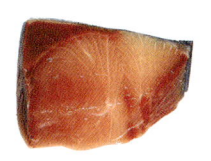

ぶり

100gあたり		1切90g	
エ	257kcal	エ	231kcal
糖	0.3g	糖	0.3g
脂	17.6g	脂	15.8g
コ	72mg	コ	65mg
繊	0.0g	繊	0.0g
塩	0.1g	塩	0.1g

まぐろ(赤身)

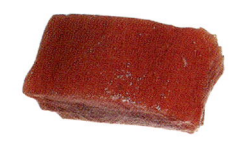

100gあたり		1食分80g	
エ	125kcal	エ	100kcal
糖	0.1g	糖	0.1g
脂	1.4g	脂	1.1g
コ	50mg	コ	40mg
繊	0.0g	繊	0.0g
塩	0.1g	塩	0.1g

あさり

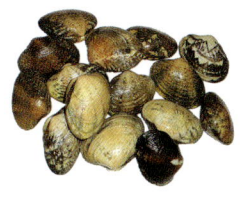

100gあたり		1食分80g(可食部32g)	
エ	30kcal	エ	10kcal
糖	0.4g	糖	0.1g
脂	0.3g	脂	0.1g
コ	40mg	コ	13mg
繊	0.0g	繊	0.0g
塩	2.2g	塩	0.7g

かき

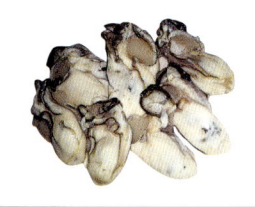

100gあたり		1食分50g	
エ	60kcal	エ	30kcal
糖	4.7g	糖	2.4g
脂	1.4g	脂	0.7g
コ	51mg	コ	26mg
繊	0.0g	繊	0.0g
塩	1.3g	塩	0.7g

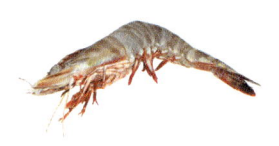

えび

100gあたり		中1尾40g (可食部18g)	
エ	97kcal	エ	17kcal
糖	0.0g	糖	0.0g
脂	0.6g	脂	0.1g
コ	170mg	コ	31mg
繊	0.0g	繊	0.0g
塩	0.4g	塩	0.1g

いか

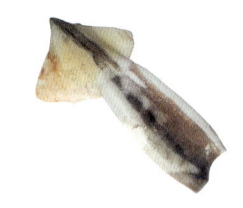

100gあたり		1ぱい300g (可食部225g)	
エ	88kcal	エ	198kcal
糖	0.2g	糖	0.5g
脂	1.2g	脂	2.7g
コ	270mg	コ	608mg
繊	0.0g	繊	0.0g
塩	0.8g	塩	1.8g

たこ(ゆで)

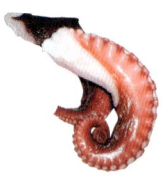

100gあたり		足1本150g	
エ	99kcal	エ	149kcal
糖	0.1g	糖	0.2g
脂	0.7g	脂	1.1g
コ	150mg	コ	225mg
繊	0.0g	繊	0.0g
塩	0.6g	塩	0.9g

和牛肩ロース（脂身つき）

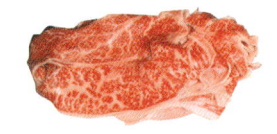

	100gあたり		薄切り1枚30g
エ	411kcal	エ	123kcal
糖	0.2g	糖	0.1g
脂	37.4g	脂	11.2g
コ	89mg	コ	27mg
繊	0.0g	繊	0.0g
塩	0.1g	塩	0.0g

和牛ヒレ

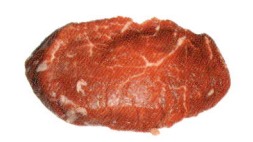

	100gあたり		厚切り1枚100g
エ	223kcal	エ	223kcal
糖	0.3g	糖	0.3g
脂	15.0g	脂	15.0g
コ	66mg	コ	66mg
繊	0.0g	繊	0.0g
塩	0.1g	塩	0.1g

和牛バラ

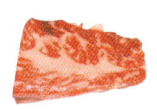

	100gあたり		薄切り1枚30g
エ	517kcal	エ	155kcal
糖	0.1g	糖	0.0g
脂	50.0g	脂	15.0g
コ	98mg	コ	29mg
繊	0.0g	繊	0.0g
塩	0.1g	塩	0.0g

牛ひき肉

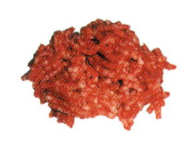

	100gあたり		1食分80g
エ	224kcal	エ	179kcal
糖	0.5g	糖	0.4g
脂	15.1g	脂	12.1g
コ	67mg	コ	54mg
繊	0.0g	繊	0.0g
塩	0.1g	塩	0.1g

豚ロース（脂身つき）

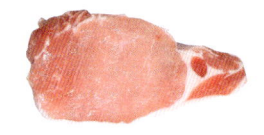

100gあたり		薄切り1枚30g	
エ	263kcal	エ	79kcal
糖	0.2g	糖	0.1g
脂	19.2g	脂	5.8g
コ	61mg	コ	18mg
繊	0.0g	繊	0.0g
塩	0.1g	塩	0.0g

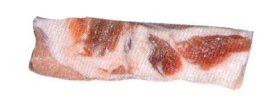

豚バラ

100gあたり		薄切り1枚30g	
エ	386kcal	エ	116kcal
糖	0.1g	糖	0.0g
脂	34.6g	脂	10.4g
コ	70mg	コ	21mg
繊	0.0g	繊	0.0g
塩	0.1g	塩	0.0g

豚ひき肉

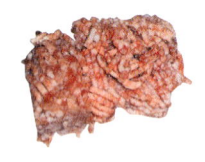

100gあたり		1食分80g	
エ	221kcal	エ	177kcal
糖	0.0g	糖	0.0g
脂	15.1g	脂	12.1g
コ	76mg	コ	61mg
繊	0.0g	繊	0.0g
塩	0.1g	塩	0.1g

ベーコン

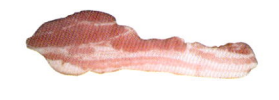

100gあたり		1枚20g	
エ	405kcal	エ	81kcal
糖	0.3g	糖	0.1g
脂	39.1g	脂	7.8g
コ	50mg	コ	10mg
繊	0.0g	繊	0.0g
塩	2.0g	塩	0.4g

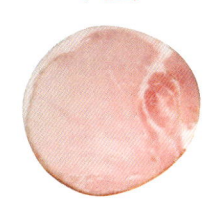

ハム

100gあたり		1枚20g	
エ	196kcal	エ	39kcal
糖	1.3g	糖	0.3g
脂	13.9g	脂	2.8g
コ	40mg	コ	8mg
繊	0.0g	繊	0.0g
塩	2.5g	塩	0.5g

ソーセージ

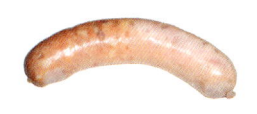

100gあたり		1本15g	
エ	321kcal	エ	48kcal
糖	3.0g	糖	0.5g
脂	28.5g	脂	4.3g
コ	57mg	コ	9mg
繊	0.0g	繊	0.0g
塩	1.9g	塩	0.3g

鶏もも（皮つき）

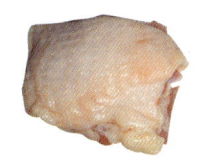

100gあたり		1枚250g	
エ	200kcal	エ	500kcal
糖	0.0g	糖	0.0g
脂	14.0g	脂	35.0g
コ	98mg	コ	245mg
繊	0.0g	繊	0.0g
塩	0.1g	塩	0.3g

ささ身

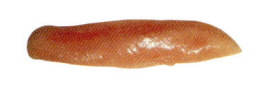

100gあたり		1枚50g (可食部48g)	
エ	105kcal	エ	50kcal
糖	0.0g	糖	0.0g
脂	0.8g	脂	0.4g
コ	67mg	コ	32mg
繊	0.0g	繊	0.0g
塩	0.1g	塩	0.0g

手羽先

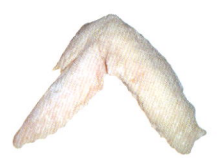

100gあたり		1本35g(可食部 19g)	
エ	211kcal	エ	40kcal
糖	0.0g	糖	0.0g
脂	14.6g	脂	2.8g
コ	120mg	コ	23mg
繊	0.0g	繊	0.0g
塩	0.2g	塩	0.0g

鶏ひき肉

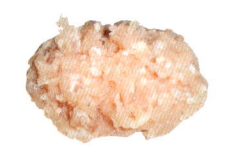

100gあたり		1食分80g	
エ	166kcal	エ	133kcal
糖	0.0g	糖	0.0g
脂	8.3g	脂	6.6g
コ	75mg	コ	60mg
繊	0.0g	繊	0.0g
塩	0.2g	塩	0.2g

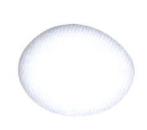

卵

100gあたり		1個60g(可食部 51g)	
エ	151kcal	エ	77kcal
糖	0.3g	糖	0.2g
脂	10.3g	脂	5.3g
コ	420mg	コ	214mg
繊	0.0g	繊	0.0g
塩	0.4g	塩	0.2g

豆腐（木綿）

100gあたり		1丁300g	
エ	72kcal	エ	216kcal
糖	1.2g	糖	3.6g
脂	4.2g	脂	12.6g
コ	0mg	コ	0mg
繊	0.4g	繊	1.2g
塩	0.0g	塩	0.0g

がんもどき

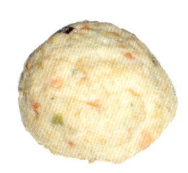

100gあたり		中1個80g	
エ	228kcal	エ	182kcal
糖	0.2g	糖	0.2g
脂	17.8g	脂	14.2g
コ	微量	コ	微量
繊	1.4g	繊	1.1g
塩	0.5g	塩	0.4g

油揚げ

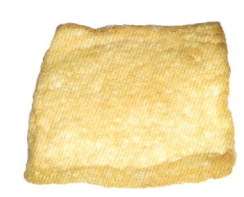

100gあたり		1枚25g	
エ	386kcal	エ	97kcal
糖	1.4g	糖	0.4g
脂	33.1g	脂	8.3g
コ	微量	コ	微量
繊	1.1g	繊	0.3g
塩	0.0g	塩	0.0g

大豆(水煮缶詰)

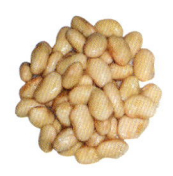

100gあたり		1カップ130g	
エ	140kcal	エ	182kcal
糖	0.9g	糖	1.2g
脂	6.7g	脂	8.7g
コ	微量	コ	微量
繊	6.8g	繊	8.8g
塩	0.5g	塩	0.7g

キャベツ

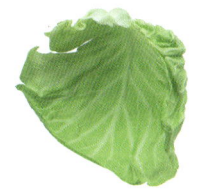

100gあたり		中1枚60g (可食部54g)	
エ	23kcal	エ	12kcal
糖	3.4g	糖	1.8g
脂	0.2g	脂	0.1g
コ	0mg	コ	0mg
繊	1.8g	繊	1.0g
塩	0.0g	塩	0.0g

きゅうり

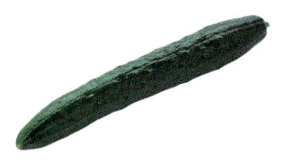

100gあたり		1本100g (可食部98g)	
エ	14kcal	エ	14kcal
糖	1.9g	糖	1.8g
脂	0.1g	脂	0.1g
コ	0mg	コ	0mg
繊	1.1g	繊	1.1g
塩	0.0g	塩	0.0g

たまねぎ

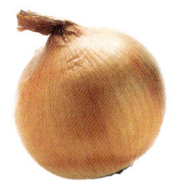

100gあたり		中1個200g (可食部188g)	
エ	37kcal	エ	70kcal
糖	7.2g	糖	13.5g
脂	0.1g	脂	0.2g
コ	1mg	コ	2mg
繊	1.6g	繊	3.0g
塩	0.0g	塩	0.0g

なす

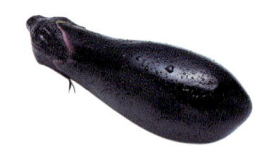

100gあたり		1個70g (可食部63g)	
エ	22kcal	エ	14kcal
糖	2.9g	糖	1.8g
脂	0.1g	脂	0.1g
コ	1mg	コ	1mg
繊	2.2g	繊	1.4g
塩	0.0g	塩	0.0g

小松菜

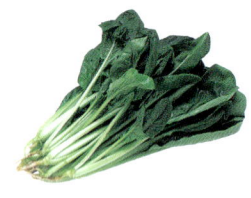

100gあたり		1束300g (可食部255g)	
エ	14kcal	エ	36kcal
糖	0.5g	糖	1.3g
脂	0.2g	脂	0.5g
コ	0mg	コ	0mg
繊	1.9g	繊	4.8g
塩	0.0g	塩	0.0g

にんじん

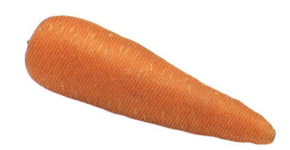

100gあたり	
エ	37kcal
糖	6.4g
脂	0.1g
コ	0mg
繊	2.7g
塩	0.1g

中1本200g (可食部194g)	
エ	72kcal
糖	12.4g
脂	0.2g
コ	0mg
繊	5.2g
塩	0.2g

ピーマン

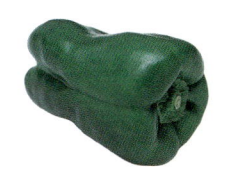

100gあたり	
エ	22kcal
糖	2.8g
脂	0.2g
コ	0mg
繊	2.3g
塩	0.0g

中1個40g (可食部34g)	
エ	7kcal
糖	1.0g
脂	0.1g
コ	0mg
繊	0.8g
塩	0.0g

ブロッコリー

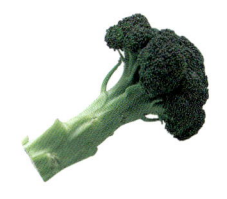

100gあたり	
エ	33kcal
糖	0.8g
脂	0.5g
コ	0mg
繊	4.4g
塩	0.1g

1株200g (可食部100g)	
エ	33kcal
糖	0.8g
脂	0.5g
コ	0mg
繊	4.4g
塩	0.1g

トマト

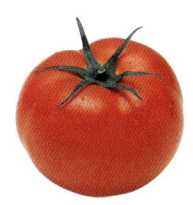

100gあたり	
エ	19kcal
糖	3.7g
脂	0.1g
コ	0mg
繊	1.0g
塩	0.0g

中1個200g (可食部194g)	
エ	37kcal
糖	7.2g
脂	0.2g
コ	0mg
繊	1.9g
塩	0.0g

かぼちゃ（西洋）

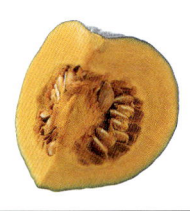

100gあたり		1食120g (可食部108g)	
エ	91kcal	エ	98kcal
糖	17.1g	糖	18.5g
脂	0.3g	脂	0.3g
コ	0mg	コ	0mg
繊	3.5g	繊	3.8g
塩	0.0g	塩	0.0g

じゃがいも

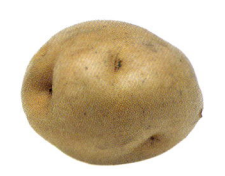

100gあたり		中1個150g (可食部135g)	
エ	76kcal	エ	103kcal
糖	16.3g	糖	22.0g
脂	0.1g	脂	0.1g
コ	0mg	コ	0mg
繊	1.3g	繊	1.8g
塩	0.0g	塩	0.0g

しいたけ

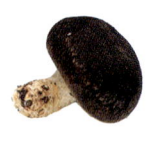

100gあたり		1個15g (可食部11g)	
エ	18kcal	エ	2kcal
糖	1.4g	糖	0.2g
脂	0.4g	脂	微量
コ	0mg	コ	0mg
繊	3.5g	繊	0.4g
塩	0.0g	塩	0.0g

えのきたけ

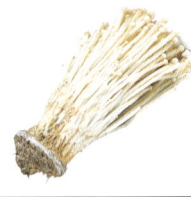

100gあたり		1袋100g (可食部85g)	
エ	22kcal	エ	19kcal
糖	3.7g	糖	3.1g
脂	0.2g	脂	0.2g
コ	0mg	コ	0mg
繊	3.9g	繊	3.3g
塩	0.0g	塩	0.0g

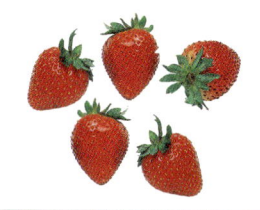

いちご

100gあたり		5粒80g (可食部 78g)	
エ	34kcal	エ	27kcal
糖	7.1g	糖	5.5g
脂	0.1g	脂	0.1g
コ	0mg	コ	0mg
繊	1.4g	繊	1.1g
塩	0.0g	塩	0.0g

りんご

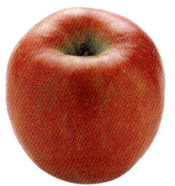

100gあたり		1個300g (可食部 255g)	
エ	54kcal	エ	138kcal
糖	13.1g	糖	33.4g
脂	0.1g	脂	0.3g
コ	0mg	コ	0mg
繊	1.5g	繊	3.8g
塩	0.0g	塩	0.0g

みかん

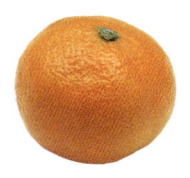

100gあたり		1個100g (可食部 80g)	
エ	46kcal	エ	37kcal
糖	11.0g	糖	8.8g
脂	0.1g	脂	0.1g
コ	0mg	コ	0mg
繊	1.0g	繊	0.8g
塩	0.0g	塩	0.0g

バナナ

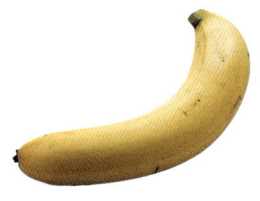

100gあたり		1本150g (可食部 90g)	
エ	86kcal	エ	77kcal
糖	21.4g	糖	19.3g
脂	0.2g	脂	0.2g
コ	0mg	コ	0mg
繊	1.1g	繊	1.0g
塩	0.0g	塩	0.0g

ビール（淡色）

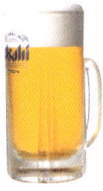

100gあたり		レギュラー1缶353g	
エ	40kcal	エ	141kcal
糖	3.1g	糖	10.9g
脂	微量	脂	微量
コ	0mg	コ	0mg
繊	0.0g	繊	0.0g
塩	0.0g	塩	0.0g

写真提供●鮒忠

ワイン（赤）

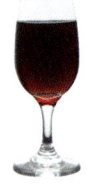

100gあたり		1杯100g	
エ	73kcal	エ	73kcal
糖	1.5g	糖	1.5g
脂	微量	脂	微量
コ	0mg	コ	0mg
繊	未測定	繊	未測定
塩	0.0g	塩	0.0g

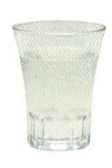

焼酎（乙）

100gあたり		1杯100g	
エ	146kcal	エ	146kcal
糖	0.0g	糖	0.0g
脂	0.0g	脂	0.0g
コ	0mg	コ	0mg
繊	0.0g	繊	0.0g
塩	未測定	塩	未測定

清酒（純米酒）

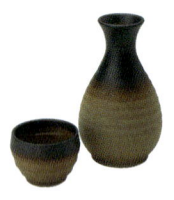

100gあたり		1合180g	
エ	103kcal	エ	185kcal
糖	3.6g	糖	6.5g
脂	微量	脂	微量
コ	0mg	コ	0mg
繊	0.0g	繊	0.0g
塩	0.0g	塩	0.0g

糖尿病の食事療法とは

食事療法の基本

　糖尿病では、適正なエネルギー摂取とともに炭水化物（糖質）、たんぱく質、脂質の3大栄養素を中心とした栄養バランスが食事療法の基本となります。一般に、栄養バランスは糖質55〜60%、たんぱく質15〜20%、脂質20〜25%が適正とされています。これにビタミン、ミネラル類、食物繊維を適正に摂取することも必要です。栄養のかたよりをなくし、ゆっくりとよくかんで食べ、規則正しい食生活にします。このような食事療法は、糖尿病以外にも脂質異常症（高脂血症）や高血圧といった生活習慣病の予防にも効果があり、「糖尿病食は健康食」といわれるゆえんでもあります。

　糖尿病では、禁止されている食品はありませんが、摂取を控えたほうがよい食品があります。とくに注意が必要なのは、砂糖を多く含んだ食品です。菓子類は、和菓子、洋菓子を問わず砂糖の多い食品です。また、清涼飲料水にも意外とたくさんの砂糖が入っています。ジュースも含めた清涼飲料水に入っている果糖やショ糖などは消化吸収がよいため、急激に血糖値を上昇させてしまいます。とり過ぎには十分注意しましょう。このほか、高血圧や動脈硬化などの合併症を予防するために、食塩を多く含む食品やコレステロール・飽和脂肪酸を多く含む食品も、なるべく控えたほうがよいでしょう。

> **ここがポイント**
> - 炭水化物（糖質）、たんぱく質、脂質の3大栄養素を中心に、栄養バランスのよい食事を心がける
> - ビタミン、ミネラル、食物繊維をたっぷりとる

食品交換表を活用する

　実際に家庭で食事療法を行う場合、エネルギー量や栄養バランスを考えながら献立を決めたり、食事を作るというのはなかなか難しいことです。とくに、栄養素やエネルギー量は食品ごとに違うため、それを計算しながら食品を選び、料理を作るのは大変です。そこで、よく利用されているものに、日本糖尿病学会により発刊されている『糖尿病食事療法のための食品交換表』（以下、食品交換表）があります。

　食品交換表は、私たちが日頃食べている一般的な食品約1,000種を選び、栄養成分の似たもの同士を「表1」～「表6」の6つのグループに分類したもので、右頁の表のようなグループに分けられます。このように、同じ「表」の食品にはどれも同じような栄養素が含まれているので、食品同士を「交換」することができるというわけです。

　また、食品交換表では80kcalを1単位としています。たとえば、1日の指示エネルギー量が1,800kcalの人の場合、1800÷80≒20となり、1日に20単位分をとることができます。食品1単位の目安は、ごはんなら

おもに炭水化物を含む食品	表1	・穀類(ごはん、パン、めん類など) ・いも類（じゃがいも、さつまいもなど） ・炭水化物の多い野菜（かぼちゃ、れんこんなど） ・大豆以外の豆類（あずきなど）
	表2	・果物類（ただし、ドライフルーツや缶詰は除く）
おもにたんぱく質を含む食品	表3	・肉（ウインナーなどの加工品も含む） ・魚介類（加工品や練り製品も含む） ・卵、チーズ ・大豆、大豆製品など
	表4	・牛乳と乳製品（チーズを除く）
おもに脂質を含む食品	表5	・油脂類（植物油、バター、マヨネーズなど） ・脂肪を多く含む食品（ベーコン、アーモンドなど）
おもにビタミン、ミネラルを含む食品	表6	・野菜 ・海藻類 ・きのこ類 ・こんにゃく
調味料		みそ、砂糖、みりんなど

日本糖尿病学会編『糖尿病食事療法のための食品交換表 第6版』
p.8-9 より改変、日本糖尿病協会・文光堂、2002

小さめの茶わんに軽く1膳の半分、6枚切りの食パンなら1/2枚、卵小1個、バナナ小1本に相当します。これらを参考にしながら、指示エネルギーにしたがって各表から食品を選んで献立を考えます。

　大事なのは、栄養のバランスがかたよらないようにすることですが、朝・昼・晩の単位数もなるべく均等に配分することが大切です。「朝食を抜いて、その分、夕食をたっぷりとる」といったような配分の仕方は血糖のコントロールを乱してしまい、結果として、治療を妨げることになります。食事は朝、昼、晩の1日3回を原則にして、なるべくエネルギー量も均等になるように心がけてください。また、食事時間にも気をつけましょう。なるべく規則正しく食事をとり、できれば、夜8時以降は、あまりものを食べないようにしましょう。

　実際に食事療法をはじめるに際しては、それぞれの患者さんの病状や体質を考慮して単位を配分した「単位配分表」が、医師や栄養士から渡されることが多いようです。それにしたがって食品を組み合わせたり、献立を作るようにします。食事療法を長続きさせるためには、できるだけ早くこの「単位」に慣れて、食品交換表を活用できるようにしておくことが必要です。

　また最近は、糖尿病患者用にあらかじめエネルギー量が計算された食事・食材を宅配するサービスや、糖尿病食のレトルト食品なども市販されています。それらをうまく利用するのもひとつの方法です。

> **ここがポイント**
> ・毎日の献立や食事作りに食品交換表も活用しよう
> ・食事は朝、昼、晩の3回を原則とし、単位の配分もなるべく均等に

■食事療法を長続きさせるための工夫■

　食事療法をはじめると、それまでの食生活とは変わるので、食事の量が少なくて物足りなく感じたり、空腹感におそわれることもあるでしょう。本来、食事は人生のなかの大きな楽しみのひとつです。食事療法を長く続けていくためには、食事を楽しむことができるように、調理法や食べ方に工夫を加えていくことも必要です。

　以前よりも食事の量が制限されることになり、空腹感が問題になることが多いでしょう。少しでも空腹感を感じないようにするためにも、食事はよくかんで、ゆっくりと時間をかけて食べるようにしましょう。そうすることで満腹中枢が刺激され、量をたくさん食べなくても満腹感を得ることができます。

　また、同じエネルギー量をとるにしても、食品によって食べられる量が違ってきます。肉や魚は脂肪分の少ない赤身のほうが、よりたくさん食べることができます。同じ単位数なら、できるだけ「かさ」の多い食品を選ぶようにするといいでしょう。野菜や海藻類など、低カロリー・ノンカロリーの食品をうまく利用し

て、料理にボリューム感を出すのもひとつの方法です。エネルギー量を調節して、品数を増やす工夫をするのもよいでしょう。いくつもの皿や小鉢が並んでいたほうが、見た目からも満足感を得ることができます。

> **ここがポイント**
> - 食事はよくかんで、ゆっくりと時間をかけて
> - 同じエネルギー量でも、かさのあるものを選べば満腹感が得られる

調理方法にもひと工夫

　糖尿病の食事療法では、油のとり過ぎは禁物です。炒めたり揚げたりする調理方法よりも、煮る、焼く、蒸すなどの調理方法を上手に取り入れましょう。少しでも油を少なくするため、炒め物をするときも、あらかじめ下ゆでをしておく、テフロン加工のフライパンを使うなどの工夫をすれば、少量の油で調理することができます。ほかにも、肉類は網焼きやしゃぶしゃぶにして余分な脂肪を落とす、サラダのドレッシングはノンオイルのものにするなど、ちょっとした工夫で油をとる量を減らすことができます。ただし、魚の場合は肉ほど神経質になる必要はありません。魚油にはIPA（EPA）やDHAなどといった不飽和脂肪酸が含まれており、かえって動脈硬化の予防につながります。

　食事療法では砂糖、食塩のとり過ぎも禁物ですから、味つけは薄味が基本です。薄味にすると、それま

での食事に比べて多少味気なさを感じるかもしれません。それを補うために、調味料にもひと工夫しましょう。油やみその代わりに、昆布やかつお、煮干しや干ししいたけなどを使ってしっかりだしをとれば、料理にうまみやコクを出すことができます。ほかにも、こしょうなどの香辛料や酢を上手に使ったり、レモンやすだちなどの柑橘類を絞ったりといった工夫をするだけで、味にアクセントをつけることができます。

> **ここがポイント**
> ・炒める、揚げるよりも、「煮る」「焼く」「蒸す」
> ・食事は薄味が基本。味に変化をつけるひと工夫を

外食を上手に取り入れる

外食は、全体にエネルギー量が高く、栄養バランスもよくありません。また、その料理にどんな食品や調味料が、どのくらい使われているかもはっきりしません。本来なら、食事療法では外食は避けるべきですが、まったく外食ができないというのも現実的ではありません。むしろ、外食を上手に取り入れていくほうが、食事療法を無理なく続けていくことができます。

まず、メニューを選ぶ場合ですが、洋食や中華は肉や油が多く使われていることが多いので、比較的低エネルギーの和食にしておくのが無難だといえます。また、栄養のバランスを考えて、丼物などの単品よりも

定食類を選ぶようにしましょう。外食だと、どうしても野菜類が不足しがちになるので、煮物、おひたしやサラダなどを1品追加するのもよいでしょう。

上手に残すことも大切です。量が多いと感じた場合には、ごはんやおかずを残したり、揚げ物の衣をはずしたり、スープや汁物を残すなどの工夫をしましょう。料理がきたら目分量で自分が食べることができる量を判断し、あらかじめ取り分けておくのもひとつの方法です。また、外食で昼食をとり過ぎたと思った日には、夕食を軽めに済ますなどして調節しましょう。

最近は、スーパーやコンビニエンスストアなどで売られている調理済みの弁当や総菜に、エネルギー量や栄養成分が表示されていることも多いので、それらをよく見てエネルギー量や栄養バランスを調整することもできます。

ここがポイント

- 外食は洋食・中華よりも和食。丼物よりも定食を選ぶ
- 「残し上手」になろう

■糖尿病と上手に付き合う■

食事療法を基本に糖尿病治療を行うことがもちろん重要ですが、それ以外のよくない生活習慣を改め、規則正しい生活を送ることも大切です。アルコール類は高エネルギーであるうえに、栄養素がほとんど含まれていません。また、食欲を増進させる作用があること

から、飲酒をきっかけに食事制限が守れなくなったり、食事療法を続けられなくなってしまう人も少なくありません。できれば、禁酒をしたほうがよいでしょう。ただし、少量のアルコールであれば、医師から許可が出るケースもあります。血糖コントロールが比較的安定していて薬物療法を行っていない人、なおかつ合併症を起こしていないような人であれば、医師と相談のうえ、決められた量を守れば大丈夫でしょう。

　糖尿病では、たばこは厳禁です。喫煙は動脈硬化を促進し、血流を悪くします。糖尿病の人は血管や神経の合併症を起こしやすいわけですから、そこに喫煙が重なれば、心筋梗塞や網膜症などにかかる確率がより高くなってしまいます。禁煙する努力をしましょう。

　糖尿病の治療では、患者さん本人による自己管理が非常に重要です。本人の治療に対する意思や精神的な部分が、血糖のコントロールに大きく影響してきます。イライラしたりストレスがたまったりした状態が続けば、血糖コントロールも悪くなり、思ったような治療効果が期待できません。ひとりで思い悩まないで、医師や糖尿病療養指導士などに相談しましょう。無理なくできることからはじめ、あせらず、あなどらず、上手に糖尿病と付き合っていくことが大切です。

ここがポイント

- 糖尿病は原則として禁酒・禁煙
- 糖尿病は自己管理が大切

調味料などに含まれる
エネルギー量・食塩量一覧

	目安量	エネルギー量 (kcal)	食塩相当量(g)
食塩	小さじ1 (5g)	0	5.0
うすくちしょうゆ	大さじ1 (18g)	10	2.9
	小さじ1 (6g)	3	1.0
こいくちしょうゆ	大さじ1 (18g)	13	2.6
	小さじ1 (6g)	4	0.9
甘みそ	大さじ1 (16g)	35	1.0
	小さじ1 (5g)	11	0.3
辛みそ	大さじ1 (16g)	31	2.0
	小さじ1 (5g)	10	0.6
砂糖	大さじ1 (8g)	31	0.0
	小さじ1 (3g)	12	0.0
みりん風調味料	大さじ1 (19g)	43	0.0
ウスターソース	大さじ1 (16g)	19	1.3
中濃ソース	大さじ1 (15g)	20	0.9
オイスターソース	大さじ1 (18g)	19	2.1

メーカーや商品によって異なりますので、この数値は目安としてください。

	目安量	エネルギー量(kcal)	食塩相当量(g)
トマトケチャップ	大さじ1（16g）	19	0.5
フレンチドレッシング	大さじ1（14g）	57	0.4
和風ドレッシング（ノンオイル）	大さじ1（16g）	13	1.2
マヨネーズ	大さじ1（12g）	84	0.2
米酢	大さじ1（15g）	7	0.0
めんつゆ	大さじ1（16g）	7	0.5
固形コンソメ	1個（4g）	9	1.7
カレールー	1人分（20g）	102	2.1
サラダ油	大さじ1（13g）	120	0.0
オリーブ油	大さじ1（13g）	120	0.0
ごま油	大さじ1（13g）	120	0.0
バター	1食分（10g）	75	0.2

● 「日本食品標準成分表2010」を参考に作成しています

標準体重・適正エネルギー量の求め方

【標準体重の求め方】

標準体重 (kg) = 身長 (m) × 身長 (m) × 22

例）身長 170cm の人の場合
1.7 (m) × 1.7 (m) × 22 ≒ 64 (kg)

【適正エネルギー量の求め方】

標準体重(kg) × 体重 1kg あたりの必要エネルギー(kcal)

例）64 (kg) × 25 = 1,600 (kcal/day)
※体重 1kg あたりの必要エネルギーは、身体活動レベルによって異なります。
・デスクワークが中心の人や主婦：25〜30kcal
・セールスマンや販売員：30〜35kcal
・力仕事など重労働中心の人：35kcal

さくいん

[あ～お]
青菜とさつま揚げのサッと煮 76
あさり 117
あじ 114
あじのカレー揚げ 18
油揚げ 123
油揚げと小松菜の煮びたし 68
あんかけ豆腐 60
いか 118
いかの黄身焼き 32
いちご 127
いわし 115
いわしの梅じそ揚げ 20
いんげんのごまあえ 78
うどん(ゆで) 113
うなぎ(蒲焼き) 115
えのきたけ 126
えび 118
えびのチリソース 30
おにぎり 112

[か～こ]
かき 118
かきのしぐれ煮 34
かじきとねぎの炒め物 24
かつお(春) 115
かぼちゃ(西洋) 126
かぼちゃとブロッコリーの煮物 70
かぼちゃのサラダ 72
かゆ(五分) 112
がんもどき 123
季節の野菜煮 92
きのこのオイスターソース炒め 102
キャベツ 123
キャベツの明太子炒め 86
牛肉とピーマンの炒め物 36
牛ひき肉 119
きゅうり 124
きゅうりの塩もみ 52
きゅうりのロシア漬け 110
ぎょうざ 42
切り干しだいこんのサラダ 90
きんぴらごぼう 94
クロワッサン 113
ごはん 112
小松菜 124
こんにゃくのピリ辛炒め 110

[さ～そ]
さけ 115
さけの照り焼き 26
ささ身 121
さば 116
さばのみそ煮 22
さんま 116
しいたけ 126
シーフードサラダ 82
ししゃも 116
じゃがいも 126
焼酎(乙) 128
食パン 113
白あえ 64
スパゲティ(乾) 114
清酒(純米酒) 128
そうめん(乾) 114
ソーセージ 121
そば 114

[た〜と]

たい 116
だいこんとかにかまぼこのサラダ 88
大豆(水煮缶詰) 123
たこ(ゆで) 118
卵 122
卵とトマトの炒め物 58
たまねぎ 124
たら 117
茶わん蒸し 56
中華風かきたまスープ 62
中華めん(生) 113
手羽先 122
豆腐(木綿) 122
トマト 125
鶏手羽先のやわらか煮 44
鶏肉の三杯酢 46
鶏肉の信田巻き 48
鶏ひき肉 122
鶏もも(皮つき) 121

[な〜の]

なす 124
菜の花のからしあえ 80
生揚げとこんにゃくの煮物 66
肉じゃが 96
にらたま 54
にんじん 125

[は〜ほ]

はくさいのゆず漬け 62
バナナ 127
ハム 121
ハンバーグ 38
ピーマン 125

ビール(淡色) 128
ひじきの田舎煮 106
豚薄切り肉の野菜巻き 40
豚バラ 120
豚ひき肉 120
豚ロース(脂身つき) 120
ぶり 117
ブロッコリー 125
ベーコン 120
ほうれんそうとハムのごまあえ 74
ポテトコロッケ 98

[ま〜も]

麻婆なす 84
まぐろ(赤身) 117
マセドニアサラダ 100
まだいのちり蒸し 28
みかん 127
もずくのとろろあえ 108
もち 112
もやしのゆずこしょう 52

[や・ゆ・よ]

焼きえのきのおろしあえ 104

[ら〜ろ]

りんご 127
レバーと小松菜炒め 50

[わ]

ワイン(赤) 128
和牛肩ロース(脂身つき) 119
和牛バラ 119
和牛ヒレ 119

プロフィール

監修 ● 本田佳子 (ほんだけいこ)

1974 年　群馬女子短期大学卒業
1976 年　管理栄養士登録
1978 年　虎の門病院栄養部勤務
1983 年　女子栄養大学卒業
1996 年　虎の門病院栄養部第 5 科長、副部長を経て部長
2007 年　東北大学大学院医学系研究科博士課程修了
現在、女子栄養大学医療栄養学研究室教授

また、日本糖尿病学会、日本動脈硬化学会会員。日本病態栄養学会常任理事、日本臨床栄養学会評議委員、日本栄養改善学会評議委員。

おもな著書に『かんたん！ 減塩レシピ』（同文書院）、編著に『新臨床栄養学－栄養ケアマネージメント』『栄養食事療法の実習』（ともに、医歯薬出版）、共著に『栄養食事療法必携』『糖尿病性腎症の献立カード』（ともに、医歯薬出版）、『病態栄養学』（メディカルレビュー社）、『最新治療がわかる糖尿病』（主婦と生活社）、『臨床糖尿病マニュアル』（南江堂）、『栄養教育論』（同文書院）、『糖尿病診療 2010』（日本医師会）などがある。

料理レシピ作成	装丁・本文デザイン
本田佳子(管理栄養士)	**清原一隆**(KIYO DESIGN)
料理制作・スタイリング	DTP
澤山律子(栄養士)	**内田幸子**
料理制作アシスタント	執筆協力
菊池理恵	**齋藤辰也**(編集工房 伽藍堂) **山田桂**
撮影	編集担当
溝口清秀(千代田スタジオ)	**篠原要子**

糖尿病を予防・改善

おいしくつくれる！100kcal メニュー

監　修

本田佳子

◆

発行者

宇野文博

◆

発行所

株式会社　同文書院

〒112-0002　東京都文京区小石川 5-24-3
TEL（03）3812-7777　FAX（03）3812-7792
振替 00100-4-1316

◆

印刷

中央精版印刷株式会社

製本

中央精版印刷株式会社

Ⓒ Keiko Honda, 2013
ISBN978-4-8103-3171-4　Printed in Japan
◉乱丁・落丁本はお取り替えいたします。